ullstein

Das Buch

Wie wäre es, den Chef hemmungslos zu beschimpfen? Eine fremde Frau direkt zum Sex aufzufordern? Fensterscheiben abzulecken? Sich selbst zu verletzen? Olaf Blumberg weiß, wie das ist. Er hat Tourette. Als die Krankheit Olaf mit Anfang 20 voll erwischt, ist er verzweifelt. Er muss sein Sportstudium abbrechen, denn wer will schon einen krass fluchenden Lehrer? Viele Freunde wenden sich von ihm ab. Er muss sein Leben neu erfinden. Aber Tourette hat auch sein Gutes: Olaf ist inzwischen gnadenlos ehrlich – zu sich und zu anderen. In diesem Buch erzählt er, wie er gelernt hat, mit dem Dämon Tourette zu leben, wie es ist, wenn man ständig Dinge tut oder sagt, die »normale« Menschen nur denken.

Der Autor

Olaf Blumberg, geboren 1984 in Berlin, lebt und studiert in Paderborn. Er wechselte vom Lehramtsstudium – Germanistik und Sport – zu Sozialpädagogik, nachdem er von seiner Tourette-Erkrankung erfahren hatte.

Olaf Blumberg engagiert sich für mehr Toleranz und Verständnis im Umgang mit Tourette-Kranken.

Olaf
Blumberg

FICKEN
SAG ICH
SELTEN

Mein Leben mit Tourette

Ullstein

Besuchen Sie uns im Internet:
www.ullstein-taschenbuch.de

Zum Schutz von Personen wurden Namen, Biographien
und Orte zum Teil verändert und Handlungen, Ereignisse
und Situationen an manchen Stellen abgewandelt.

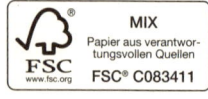

MIX
Papier aus verantwor-
tungsvollen Quellen
FSC
www.fsc.org FSC® C083411

Redakteur: Florian Glässing

Ungekürzte Ausgabe im Ullstein Taschenbuch
1. Auflage November 2014
© Ullstein Buchverlage GmbH, Berlin 2013 / Ullstein Verlag
Lektorat: Claudia Schlottmann
Umschlaggestaltung: ZERO Werbeagentur, München,
unter Verwendung einer Vorlage von semper smile, München
Titelabbildung: © shutterstock / PremiumVector
Satz: LVD GmbH, Berlin
Gesetzt aus der Melior
Papier: Pamo Super von Arctic Paper Mochenwangen GmbH
Druck und Bindearbeiten: CPI books GmbH, Leck
Printed in Germany
ISBN 978-3-548-37570-0

INHALT

Für meine Familie, für Ludwig und für alle Freunde, die mich mit meiner Erkrankung akzeptiert haben. Dieses Buch ist für euch.

In diesem Buch schildere ich meine ganz persönlichen Eindrücke und Erfahrungen mit dem Tourette-Syndrom. Sie sollen keinen medizinischen Standard darstellen, geschweige denn allgemeingültig sein. Jede Tourette-Erkrankung ist so individuell wie ein Fingerabdruck. Die inneren Dialoge zwischen mir und meiner Erkrankung sind lediglich ein Kunstgriff, um besser veranschaulichen zu können, wie sich Tourette »anfühlt«. Es gehört nicht zur realen Tourette- Symptomatik, Stimmen in seinem Kopf zu hören.

Der Tag, an dem mein bisheriges Leben zu Ende ging, war ein wunderschöner Sonntag im Spätsommer. Als ich an jenem Morgen aufwachte und einen Blick aus dem Fenster warf, war ich froh, dass ich am Vorabend gegen das unausgesprochene Studentengesetz verstoßen hatte und nicht mit den anderen feiern gewesen war. Der Himmel war mit Schönwetterwolken durchwirkt, stellenweise azurblau, und das Licht war angenehm mild. Perfektes Joggingwetter. Gut gelaunt schwang ich mich aus den Federn. Training war angesagt. Immerhin studierte ich an der Uni Bochum neben Germanistik auch Sport. Da gehörte eine gewisse Fitness einfach dazu.

Geschwind suchte ich die Laufklamotten zusammen, was in meinem Zehn-Quadratmeter-Zimmer nicht allzu lange dauerte. Als ich im Trainingsanzug steckte, trat ich in den Gang des Ghettohauses, wie das Studentenwohnheim von allen genannt wurde. Während mein Zimmer hell und lichtdurchflutet war, weil es im vierten Stock lag, wirkten weite Teile des Gebäudes eher wie eine heruntergekommene Bahnhofsabsteige. Dunkel, hässlich und verlottert. Ich betrat den zerbeulten Lift, in dem es wie immer nach Urin roch, und schickte ihn abwärts. Als ich ins Freie trat, dröhnte mir Verkehrslärm entgegen. Das Studentenwohnheim, ein Plattenbau aus den Siebzigern mit blätternder Fassade, liegt direkt an einer Bundesstraße. Ich musste mit der Straßenbahn bis zur Endhaltestelle fahren, um in eine Gegend mit ansehnlichen Straßenzügen und Parks zu gelangen, die sonntags morgens leer und somit gut zum Joggen geeignet waren.

Als ich aus der Tram ausstieg, versetzte ich mich in ein gemächliches Lauftempo. Langsam anfangen, langsam steigern. Alles cool. Dann geschah es.

Plötzlich bemerkte ich ein Kribbeln irgendwo in der Mitte meines Körpers. Es fühlte sich ein bisschen so an, als würde jemand mit dem Finger den Musikantenknochen rubbeln, wie eine Art Niesreiz – allerdings nicht in der Nase, sondern im Bereich des Sonnengeflechts. Ziemlich unangenehm. Und sehr fremdartig. Ich ignorierte das Kribbeln und lief weiter. Doch es wurde immer stärker. Als ob ich einen Mückenschwarm verschluckt hätte, der nun abrupt zum Leben erwachte.

Ich hatte dieses Kribbeln in mir durchaus schon öfter wahrgenommen und als beunruhigend empfunden – meistens dann, wenn ich alleine war und meine Wahrnehmung ganz auf meinen Körper oder meine Atmung richtete. Aber es war nie auch nur annähernd so heftig gewesen wie jetzt. Ich bekam Angst.

Als ich zu einem Zwischenspurt ansetzte und mein Puls beschleunigte, wurde der Druck mit einem Mal so stark, dass ich einen bellartigen Laut ausstieß. Einfach so. Ohne nachzudenken. Es passierte ganz unwillkürlich. Erst dachte ich, ich hätte mich verhört. Doch dann geschah es noch einmal. Lauter als beim ersten Mal. Und dann wieder. Noch lauter. Dieses Bellgeräusch war mein erster ernstzunehmender vokaler Tic und ist mir bis heute treu geblieben. Irgendwie habe ich ihn inzwischen liebgewonnen.

Als ich mir jedoch an diesem schönen Morgen dabei zuhörte, wie ich in aller Öffentlichkeit zu kläffen anfing wie ein tollwütiger Terrier, dachte ich, ich drehe durch. Ich fühlte Panik in mir aufsteigen und zwang mich, ruhig und gleichmäßig weiterzulaufen. Doch das Kribbeln ließ nicht nach, im Gegenteil, es wurde immer stärker. Bald bellte und schrie ich so laut in den Straßen des Bochumer Außenbezirks herum, dass es von den Häuserwänden widerhallte. Ich gab Geräusche von mir wie ein Urviech oder wie ein Pferd, dem die Haut abgezogen wird. So laut, so erschreckend, so über die Maßen befremdlich, als hätte eine unbekannte Macht Besitz von mir ergriffen.

Fenster öffneten sich, verschlafene Gesichter blickten auf mich herab. Das Bellen und die Schreie, die sich wie Gewehrsalven aus mir entluden, unterbrachen meinen Atemrhythmus, und ich bekam Seitenstechen. Doch ich konnte nicht stehen bleiben. Ich war vollkommen panisch, wollte mich verstecken, unter den nächsten Busch kriechen, aber da war kein Versteck, also rannte ich immer weiter, fort von den Häusern und den Gesichtern.

Als ich schließlich eine kleine, von hohen Hecken umgebene Parkanlage erreichte, hielt ich an, setzte mich auf eine Bank und versuchte, mich zu beruhigen. Nach einer Weile ging mein Puls nach unten, und es gelang mir, mich ein wenig zu entspannen. Auch das Kribbeln ließ nach und mit ihm der Drang, Tierlaute zu produzieren.

Was sollte ich tun? Ich hatte keinen blassen Schimmer, was gerade mit mir passierte, alles, was ich wusste, war: Ich musste dringend an einen Ort, an dem mich niemand sehen und hören konnte, wenn es wieder losging. Ansonsten würde ich schneller in der Klapsmühle landen, als ich bis drei zählen konnte, denn anscheinend war ich gerade dabei, verrückt zu werden. Zumindest war ich in diesem Moment felsenfest davon überzeugt.

Meine übliche Route verlief ungefähr kreisförmig und endete an derselben Tramstation, von der ich gestartet war. Ich schätzte, dass ich ungefähr die Hälfte der Strecke zurückgelegt hatte. Es half also nichts, irgendwie musste ich auch die zweite Hälfte hinter mich bringen.

Ich stand auf und trabte weiter. Der Rückweg zur Haltestelle glich einem Spießrutenlauf. Sobald meine Pulsfrequenz auch nur minimal anstieg, nahm auch das Kribbeln wieder zu, und ich bellte, was das Zeug hielt. Dazu kamen nun auch Zuckungen im Gesicht. Zum Glück waren nach wie vor nur wenige Menschen unterwegs. Jene jedoch, die meinen Weg kreuzten, starrten mich an, als wäre ich ein Mitglied der Addams-Family, und machten einen großen Bogen um mich. Zwar war das Bellen höchstens halb so laut wie meine vokalen Tics heute, dennoch war ich mir sicher, aufzufallen wie ein Junkie mit Spritze im Arm auf einem Anti-Drogen-Kongress. Alle paar Sekunden vergewisserte ich mich, ob ich bereits von der Polizei, von Männern in weißen Kitteln oder einem wütenden Mob verfolgt wurde. Als ich schließlich vollkommen erschöpft an der Haltestelle ankam, war ich mit den Nerven am Ende. Was mir vor zwei Stunden noch wie ein schöner, milder Sonntag erschienen war, hatte sich in einen Horrorfilm mit mir in der Hauptrolle verwandelt.

Es ist eine Sache, mit dem Tourette-Syndrom seit Jahren zu leben, die Krankheit zu akzeptieren, sich auf sie einzustellen und sich halbwegs selbstbewusst durch die Gegend zu bewegen. So, wie ich es heute tue. Es ist aber eine ganz andere Sache, den Namen Tourette noch nie gehört zu haben, bellend durch die Gegend zu joggen und zu denken, man wäre von Dämonen besessen. Und genau das dachte ich damals, als es mit Tourette so richtig losging und ich den ersten Schub erlebte. Ich dachte, böse Geister hätten von mir Besitz ergriffen, und erwog zwischendurch ernsthaft, zu einem Exorzisten in die Sprechstunde zu gehen.

Mir fehlte jede vernünftige Erklärung für die fremde Kraft

in meinem Innern, die plötzlich zum Leben erwacht war, die Kontrolle über meinen Körper übernahm und mir das Gefühl gab, als würde ein Tsunami über mich hinwegrollen und mich mit sich fortreißen.

Ich muss dazu sagen, dass ich auf eine Art immer schon »geticct« habe, auch wenn in meiner Kindheit nie jemand auf den Gedanken gekommen ist, mein etwas auffälliges Verhalten als Krankheit aufzufassen. Zudem waren meine Tics damals sehr dezent, zumindest im Vergleich zu heute. Sie waren auch vorwiegend motorischer Natur, drückten sich also zum Beispiel in übertriebenem Nasehochziehen oder Augenzwinkern aus, nur selten in Form von Lauten. Die Dämonen jedoch, mit denen ich es nun zu tun bekam, betrafen plötzlich auch massiv meine Stimme und große Teile meines Körpers.

In den Tagen nach dem ersten Anfall setzte ich alles daran, niemanden merken zu lassen, dass etwas mit mir nicht stimmte, und entwickelte eine erstaunliche Kreativität dabei, meine Tics zu kaschieren. Ich bellte oder schrie zum Beispiel immer nur dann, wenn die Straßenbahn einfuhr und das Quietschen der Bremsen meine Geräusche übertönen konnte. Wenn mein Kopf zucken wollte, sah ich mich am Straßenrand ruckartig nach links und rechts um, so dass die Leute glauben mussten, ich hielte Ausschau nach herannahenden Autos. So zu tun, als würde ich laut lachen, während ich das Handy an mein Ohr drückte, obwohl gar keiner dran war, funktionierte auch ganz gut. Diese Form der Tic-Kontrolle war zwar ziemlich anstrengend, aber immerhin erlaubte sie es mir am Anfang, meinen gewohnten Alltag bis zu einem gewissen Grad beizubehalten.

Ich ging weiterhin zu Seminaren und Vorlesungen an die Uni, zumindest zu solchen mit Anwesenheitspflicht. Da mein Lehramtsstudium ziemlich straff durchgetaktet war, konnte ich es mir nicht erlauben, einfach nicht mehr aufzutauchen. Also gab ich mein Bestes, den Anschein des fleißigen Studenten aufrechtzuerhalten. Von den Lehrinhalten bekam ich allerdings kaum noch etwas mit, da meine ganze Konzentration nach innen gerichtet war, um die kleinen Teufel in mir im Zaum zu halten und ja nicht vor meinen Kommilitonen zu ticcen.

Natürlich ging das nicht lange gut. Denn die Dämonen hatten sich anscheinend vorgenommen, mein Leben komplett auf den Kopf zu stellen. Und sie hatten ganz offensichtlich etwas dagegen, dass ich meine Zeit mit Dingen verbrachte, bei denen kein Platz für sie war. So beschlossen sie eines Tages, ihrem Begehr ein wenig mehr Nachdruck zu verleihen.

Der Tag begann wie immer. Mein Radiowecker weckte mich mit nervtötendem Gedudel, ich schaltete ihn wieder ab. Als ich das nächste Mal wach wurde, war ich spät dran, sprang nur kurz unter die Dusche und schlang meine Kellogg's hinunter, bevor ich durch ein kleines, vermülltes Wäldchen Richtung Uni trabte.

Die Ruhr-Uni in Bochum, dieser Stadt mit dem ganz eigenen Industrieromantik-Flair, ist ein Sammelsurium riesiger Betonklötze, die innen genauso verlottert aussehen, wie man von außen vermuten würde. Mit seinen fast vierzigtausend Studenten kam mir der Campus manchmal vor wie eine kleine Stadt. Es gibt sogar ein richtiges Einkaufszentrum.

Vor den geisteswissenschaftlichen Gebäuden befanden sich immerhin ein paar Grünflächen. Bis vor kurzem hatte ich mich hier immer mit meinen Kommilitonen getroffen, um gemeinsam in den Tag zu starten. Inzwischen ging ich Menschen und Gesprächen allerdings zunehmend aus dem Weg. Hielt ich mich in der Öffentlichkeit auf, waren die Dämonen und der Tic-Drang nämlich viel stärker, als wenn ich mich allein in meinem Zimmer befand. Und die Vorstellung, vor anderen wie ein Hund zu bellen oder in wilde Zuckungen zu verfallen, erschien mir so peinlich und bedrohlich, dass ich es vorzog, nicht unbedingt notwendige Begegnungen mit meinen Mitmenschen möglichst zu vermeiden.

Also machte ich einen großen Bogen um die Grüppchen auf dem Rasen und folgte den Strebern, die lange vor Beginn des Seminars die Plätze in den vordersten Reihen besetzten, in das Labyrinth aus Gängen, Treppen und Fluren.

In dem schmuck- und fensterlosen Seminarraum angekommen, suchte ich mir einen Platz in der hintersten Reihe, möglichst außerhalb des Sichtfeldes der Dozentin. Das Seminar in meinem Hauptfach Germanistik beschäftigte sich mit dem IPA, dem Internationalen Phonetischen Alphabet. Alleiniger Inhalt war, Wörter in Lautschrift und Lautschrift in Wörter zu transkribieren. Gott alleine weiß, was das mit dem Beruf des Deutschlehrers zu tun hat, den ich damals noch anstrebte. Zugegeben, als die Teilnahme an der Veranstaltung für mich noch nicht bedeutete, neunzig Minuten angespannt dazusitzen und zu versuchen, das innere Feuer unter Kontrolle zu halten, hatte ich dem Ganzen hin und wieder auch etwas abgewinnen können. Nun jedoch wollte ich einfach nur meine Unterschrift auf die Anwesenheitsliste setzen, das Seminar irgendwie überstehen, ohne aufzufallen, und mich schleunigst wieder vom Acker machen.

Nach und nach füllte sich der Seminarraum, und es wurde eng, laut und stickig. Ich spürte, wie es in meinem Sonnengeflecht zu kribbeln begann, doch ich riss mich zusammen und atmete tief ein und aus. Schließlich betrat die Dozentin den Raum, begrüßte uns kurz und bat uns, den Text herauszuholen, den es zu transkribieren galt. Dann fing sie an, fremde Glyphen, sogenannte Lautbuchstaben, an die Tafel zu kritzeln.

Ich hatte den fraglichen Text nicht dabei, geschweige denn etwas zu schreiben. Meine ganze Aufmerksamkeit galt in diesen Tagen schließlich dem Ziel, meine Teufelchen in

Schach zu halten. Rings um mich herum hingegen beugten sich die Studenten über ihre Pulte und pinselten die seltsamen Zeichen von der Tafel ab. Konzentrierte Stille senkte sich über den Raum.

Das war nicht gut. Gar nicht gut. Wenn es etwas gibt, was Tourette-Dämonen so richtig anstachelt, dann ist es Ruhe, die es auf keinen Fall zu stören gilt.

Ich räusperte mich, dann schniefte ich, dann räusperte ich mich wieder. An sich unauffällig. Allerdings nicht, wenn man es in einer Tour wiederholt und dazu auch noch irgendwann anfängt zu schnaufen wie ein Mops im Hochsommer. Nach einiger Zeit beugte sich eine Kommilitonin zu mir herüber und fragte mich flüsternd, ob ich ein Taschentuch bräuchte. Was sie meinte, war: »Kannst du mal bitte mit diesen nervtötenden Schnaufgeräuschen aufhören?«

Ich sagte: »Ja, danke.« Was auch sonst? Hätte ich ihr gesagt, was mir wirklich durch den Kopf ging, hätte das ungefähr so geklungen: »Hör mal, Baby, ich weiß selber nicht, was auf einmal mit mir los ist. Irgendwas zwingt mich dazu, Geräusche wie ein Industriestaubsauger zu machen. Und wenn so eine Schnepfe wie du mich auch noch darauf aufmerksam macht, dann wird es höchstens schlimmer!«

Ich nahm das Taschentuch entgegen, schneuzte mich brav und verstummte. Kurze Zeit später ging das Geschnaufe wieder los. Die Studentin war nun sichtlich genervt und zischte: »Kannst du bitte mit dieser Scheiße aufhören? Das stört mich, und dieser Stoff ist prüfungsrelevant!«

Mein erster Impuls war, ihr den Becher Kaffee ins Gesicht zu schütten, der vor ihr auf ihrem Pult stand. Dann überlegte ich, auf die Toilette zu gehen, um wenigstens einen Moment Ruhe zu haben. Schließlich entschuldigte ich mich und nuschelte etwas von wegen Pollenallergie. Sie seufzte und wandte sich ab.

Wenn mich jemand wegen meiner Tics zurechtweist, sorgt

das in der Regel dafür, dass ich eine Zeitlang tatsächlich still bin und das Kribbeln unterdrücken kann. Aber eben nur für eine gewisse Zeit. Denn der Stress, den ich dabei empfinde, staut sich auf, um sich irgendwann mit doppelter und dreifacher Kraft zu entladen.

Also entschieden die Teufelchen nach einer Weile, in der ich mucksmäuschenstill dagesessen und ängstlich in meinen Körper hineingehorcht hatte, einen Gang hochzuschalten. Mein Bell-Tic meldete sich. Auch das noch! Ein Schnaufen kann vielleicht noch als Allergie durchgehen, aber Bellen? Ich versuchte, den Drang mit aller Kraft zu unterdrücken, doch das machte ihn nur stärker. Irgendwann konnte ich nicht mehr und stieß ein halblautes »Wau!« hervor. Die Dozentin hielt in ihrer Transkription inne und starrte mich befremdet an. Köpfe drehten sich nach mir um. Einige kicherten. Niemand sagte etwas. Ich wäre am liebsten im Boden versunken.

Nach dem dritten Bellen zog ich die Reißleine und floh aus dem Seminarraum. Im wahrsten Sinne des Wortes wie ein geprügelter Hund lief ich mit hängendem Kopf eilig in meine Studentenbutze und verkroch mich für den Rest des Tages unter der Bettdecke. Es ging mir beschissen.

Einen Tag später lud mich die Dozentin per E-Mail zu einem Gespräch in ihr Büro ein. Sie wolle mir die Chance geben, mein Verhalten zu erklären, da ich ihr in der letzten Zeit bereits öfters unangenehm aufgefallen sei. Sollte ich nicht zu dem Gespräch erscheinen, sehe sie sich gezwungen, mich aus dem Seminar zu werfen. In ihren Augen war ich wohl nur ein fauler Rüpel, der die außerordentliche Qualität ihrer Lehrveranstaltung nicht zu schätzen wusste und in Gedanken schon bei der nächsten Grastüte war.

Zu diesem Gespräch ist es nie gekommen. Ich zog es vor, mich von nun an nicht mehr an der Uni blicken zu lassen.

Heute frage ich mich, warum ich damals nicht sofort zum Arzt gegangen bin. Wahrscheinlich wollte ich einfach nicht wahrhaben, was mit mir passierte. Ich sagte mir: »Cool bleiben, Olaf, das gibt sich schon wieder.« Obwohl ich im Grunde wusste, dass ich mir damit in die eigene Tasche log. Außerdem hatte ich tierische Angst, dass ein Arzt mich für verrückt erklären und in die Psychiatrie einweisen würde. Aus dem gleichen Grund erzählte ich auch niemandem von meinen Problemen. Ich dachte, die Leute würden mich für bekloppt halten und meiden, hänseln oder aggressiv werden. Mein Weg, mit diesen Ängsten umzugehen, war ein anderer: Ich begann mich mehr und mehr abzukapseln und im Studentenwohnheim einzuigeln.

Solange ich mich in meinem Zimmer und ab und an in den Gemeinschaftsräumen aufhielt, gaben die Dämonen Ruhe, und ich fühlte mich einigermaßen sicher. Und falls sie sich doch bemerkbar machen sollten, konnte ich mein Zimmer schnell erreichen und dort ticcen, wie ich wollte. Da ich zu keinerlei Vorlesungen und Seminaren mehr ging, versuchte ich, das Versäumte daheim nachzuholen, indem ich büffelte und las. Ein paar Wochen Fehlzeit, dachte ich, bedeuteten schließlich noch lange nicht das Aus für das aktuelle Semester.

Dass dies keine Lösung war, sollte ich allerdings bald merken. Eines Tages setzte ich mich auf den Balkon des Gemeinschaftsraumes auf meiner Etage, um mir einen mittelalterlichen Versroman reinzupfeifen, der prüfungsrelevant war. Der Balkon war geschätzte vier Quadratmeter groß und bot einen erstklassigen Ausblick auf den potthässlichen Parkplatz des Wohnheims. Die Sonne schien, und ich konnte meine Füße bequem auf der Brüstung ablegen. Ich begann zu lesen. Bei dem Buch handelte es sich um das Heldenepos »Erec«. Hätte der Verlag auf der jeweils rechten Seite nicht die hochdeutsche Übersetzung mitgeliefert, ich hätte mir an dem Teil die Zähne ausgebissen. Wieder einmal fragte ich mich, warum ein angehender Deutschlehrer überhaupt Mittelhochdeutsch können muss. Die Geschichte drehte sich um einen jungen Ritter, der auf der Suche nach Ruhm und Ehre »Aventiuren« (Abenteuer) erlebt und nebenbei seine Angebetete kennenlernt. Nicht gerade der Renner. Zumal mir in meinem derzeitigen Zustand die Identifikation mit dem edlen Ritter nicht recht gelingen wollte. Ich versuchte mir vorzustellen, wie ich in Ritterrüstung auf einem Pferd ticcte und meine Gegner bellend in die Flucht schlug. Das klappte aber nicht. Mit meinen gutturalen Tierlauten und meinem gruseligen Gehabe hätte ich wohl eher einen vorzüglichen Bösewicht abgegeben.

Kurz, ich fand die Geschichte ziemlich bescheuert, und plötzlich fühlte ich, wie es in meinem Sonnengeflecht zu kribbeln begann. Da ich mich auf dem Balkon relativ sicher fühlte, weil er schwer einsehbar war, ließ ich es raus und bellte ein wenig. Hier war ich Mensch, hier durfte ich es sein. Denkste!

Nach einer Weile hörte ich, wie eine Etage über mir die Balkontür geöffnet wurde. »Hallo?!«

Mein Gott, habe ich mich erschrocken! Auf der Stelle war ich mucksmäuschenstill. Hatte die Stimme mich gemeint? Sie gehörte ganz offensichtlich einer weiblichen Person und war nicht etwa aggressiv und laut, sondern zurückhaltend, unsicher und irritiert. Ich verharrte reglos und wartete, bis die Balkontür wieder zuging. Das Schweigen hielt ich allerdings keine zwei Minuten durch, dann bahnte sich bereits der nächste Schwall wütender Tics den Weg durch meinen Stimmapparat.

Aufgeschobene Tics sind, wie gesagt, keine aufgehobenen Tics. Wenn ich sie unterdrücke, kommen sie irgendwann gebündelt aus mir heraus. Ein bisschen so, als würde man eine Wasserflasche mit Kohlensäure schütteln und sie dann mit einem Mal öffnen, anstatt den Deckel langsam aufzudrehen.

Es dauerte keine fünf Sekunden, dann wurde die Balkontür wieder geöffnet, dieses Mal energischer. Die Stimme von eben fragte laut: »Hallo? Ist bei dir alles gut? Soll ich vielleicht einen Krankenwagen rufen?«

Das war eindeutig too much. Ärger, Beschimpfungen, die Aufforderung, doch bitte woanders abzuspacken – all das hätte ich vielleicht noch ertragen. Die Vorstellung jedoch, in einem Krankenwagen abtransportiert zu werden, versetzte mich in Panik. Ich flüchtete vom Balkon, legte mich im Gemeinschaftszimmer in Embryonalstellung auf den versifften Teppich und starrte auf die giftgrüne Wandfarbe und das halbabgerissene Coca-Cola-Poster. Ich konnte nicht mehr. Lasst mich doch alle in Ruhe, dachte ich verzweifelt. Lasst mich doch bitte einfach alle in Ruhe. Oder engagiert einen Zauberer, der meine Stimme auf stumm stellt. Oder der mich unsichtbar macht. Vielleicht mal Harry Potter fragen.

Ich fühlte mich hilflos und zerrissen. Bisher hatte ich eigentlich nur geticct, wenn ich außerhalb des Wohnheims war – beim Joggen, in der Stadt, an der Uni. Und das war hart genug. Aber hier? In meinem Zuhause? In meinem Schutzraum? Das hier war doch mein Refugium, wo ich mich »ausleben« konnte, wie ich wollte, ohne dafür belangt zu werden. Dachte ich. Nun schien aber auch dieser Bereich in Gefahr zu sein, und ich fühlte mich nirgendwo mehr sicher.

Als diese Gedanken auf mich einstürmten, kullerten schon die ersten Tränen über meine Wangen. Wie sollte ich so weiterleben? Was zum Henker war mit mir los? Wer oder was trieb da sein morbides Spiel mit mir? Hatte ein Geist von mir Besitz ergriffen? War ich schizophren?

In den kommenden Tagen und Wochen igelte ich mich immer mehr in meinem Hamsterkäfig ein und mied nun auch die Gemeinschaftsräume. Die Frequenz meiner Tics wurde höher, und ich ticcte nun oft und regelmäßig in meinem Zimmer. Es war klein, doch das war nicht das Problem. Eigentlich mochte ich es. Jedenfalls, solange ich kommen und gehen konnte, wie ich wollte. Nun war dieses Zimmer zwar ein Schutzraum, aber es war auch zu einer Zelle für mich geworden. Ich traute mich einfach nicht mehr hinaus. Ich steigerte mich in die Vorstellung hinein, wenn ich auf den Flur trete und die Leute mich ticcen sehen, rufen sie die Männer mit der Zwangsjacke.

Hinzu kam, dass meine Freunde aus den ersten Semestern, mit denen ich vielleicht hätte reden können, inzwischen alle nicht mehr im Wohnheim, sondern in WGs wohnten oder gerade ein Auslandssemester einschoben. Doch ein Trip quer durch die Stadt in eine fremde Wohnung? Ein Telefongespräch in Hundesprache? Niemals! Wenn mich einer der ausländischen Studenten, die das Studentenwohnheim überwiegend bewohnten, fragte, warum ich immer daheim sei, sagte ich, ich sei krank. Und das stimmte ja auch in gewisser Weise, wenn auch nicht so, wie ich es gemeint hatte. Doch das war mir egal. Hauptsache, niemand stellte mir unangenehme Fragen, auf die ich selber keine Antwort wusste.

Meine Tage verbrachte ich damit, Serien zu gucken, die mich nicht interessierten, Artikel zu lesen, die mich nicht interessierten, und Computerspiele zu spielen, die mich nicht interessierten. Wenn ich zwischendurch ein paar unauffällige Stunden hatte, in denen meine Tics nicht so ausgeprägt waren, dann versuchte ich, die Sachen zu erledigen, für die ich wohl oder übel vor die Tür musste. Essen kaufen zum Beispiel. Ich wartete, bis es draußen dunkel und kurz vor Geschäftsschluss war, bevor ich mich aus dem Wohnheim stahl. In der Dunkelheit, dachte ich, wäre dieser schimpfende und wild zuckende junge Mann schwerer auszumachen. Auf diese Weise wurden meine Ausflüge in den Supermarkt zu einer echten Undercovermission:

Die Luft ist kühl, die Dunkelheit ist gefallen, das Abenteuer kann beginnen. Ein Blick über den Parkplatz: keine fahrenden Autos, keine Fußgänger. Also schnell weiter! Ich gehe die Zufahrtsrampe hinunter und stehe an der Hauptstraße. Welchen Weg soll ich einschlagen, um zum Uni-Center zu kommen, wo sich der Supermarkt befindet? Soll ich von Norden oder von Süden her ins Krisengebiet vorstoßen? Option A würde bedeuten, sich wie ein Strauchdieb in die Büsche zu schlagen und den Trampelpfad durch das nahe Waldstück zu nehmen. Option B bestünde darin, sich zur U-Bahn-Station durchzuschlagen.

Ich entscheide mich für B, denn zugegebenermaßen bin ich manchmal ein kleiner Angsthase, der nicht um jeden Preis durch einen dunklen Wald latschen muss, wenn es sich vermeiden lässt. Also flugs die Hauptstraße entlanggeeilt. Hier werden meine vokalen Tics von vorbeifahrenden Autos übertönt, und ich lasse ab und zu ein explosives »Ha!!« raus. Mir kommen ein paar Passanten entgegen, und intuitiv unterdrücke ich die Tics ein wenig. Ich sehe den Menschen allerdings auch nicht in die Augen. Wenn ich das täte, würden die Tics noch härter und eruptiver ausfallen.

Endlich erreiche ich die Treppen, die zum Bahnsteig führen. Ich warte. Und warte. Warte darauf, dass zwei riesige Scheinwerfer mich aus der Dunkelheit anstieren und das Einfahren der Bahn ankündigen. Warte auf den Fahrtwind, wenn die Bahn heranrollt und endlich das erlösende Geräusch ertönt. Wahrscheinlich würden nicht viele Menschen das infernalische Quietschen von U-Bahn-Bremsen als erlösend bezeichnen. Für mich ist es das aber. Einfach weil das Geräusch so laut ist, dass ich alle bis dahin aufgestauten Tics herausschreien kann, ohne dass es jemand hört.

Derart erleichtert, steige ich in die Bahn und setze mich. Ich konzentriere mich auf die hässliche Sitzpolsterung. Auf die Werbeposter an den Wänden. Ich versuche alles, um mich vom Ticcen abzulenken. Es ist zwar keine lange Fahrt, doch meist sind um diese Uhrzeit nur wenige Menschen in der Bahn, und sie sind relativ leise. Und das strengt mich wahnsinnig an. Wären viele Leute unterwegs, dann würden sie wahrscheinlich miteinander quatschen und Lärm erzeugen. Und das wäre gut, weil meine Tics dann vermutlich keine allzu große Aufmerksamkeit erregen würden. Aber leider sind die paar Leute in meinem Waggon ziemlich still. Verdammt! Wenn ich jetzt ticce, falle ich auf wie ein bunter Hund. Und das darf nicht passieren, sonst bringen die mich in die Klapse. Die paar Minuten bis zu meiner Station werde ich es wohl oder übel aushalten müssen, die Teufelchen im Zaum zu halten.

Endlose Minuten später fährt die Bahn an der Unihaltestelle ein, und ich springe raus. Als die Bahn wieder losfährt, löst sich die aufgestaute Energie, und ich nutze den Lärm, um zu ticcen, was das Zeug hält. Danach geht's im Laufschritt die Treppe hoch und links hinein ins Uni-Center. Es ist kurz vor Ladenschluss, der Supermarkt dementsprechend leer. Ich gehe im Kopf durch, was ich alles brauche und in welchen Regalen es zu finden ist, denn ich will so wenig Zeit wie möglich an diesem Ort verbringen.

Während ich durch die endlos langen Regalreihen hetze, komme ich mir vor wie in einer Pac-Man-Simulation, jenem Computerspiel, in dem man einen mampfenden Smiley durch ein Labyrinth steuert und dabei versucht, bösen Gespenstern auszuweichen. Mit dem Unterschied, dass die anderen Kunden im Supermarkt jetzt die Smileys sind und ich das böse Gespenst. Also arbeite ich so rasch wie möglich meine nicht sehr anspruchsvolle Einkaufsliste ab: Milch, Cornflakes, Tiefkühlpizza, Käse und Chips – der

Speiseplan eines Studenten eben. Und dann nichts wie wieder raus.

So weit der Plan. Leider habe ich die Rechnung mal wieder ohne meine kleinen Dämonen gemacht. Das Fiese an diesem nun schon mehrere Wochen dauernden Versteckspiel ist nämlich, dass sich meine Teufelchen langsam verarscht vorkommen. Sie merken, dass ich sie unterdrücken, wegsperren, verstecken will, so dass sie nicht so herumtollen können, wie sie es gerne tun würden. Und das passt ihnen ganz und gar nicht.

Hätte meine Krankheit in dieser Situation mit mir gesprochen, dann hätte der Dialog wohl wie folgt ausgesehen:

»Hallo, Olaf.«

»Wer spricht da?«

»Das tut nichts zur Sache. Mir macht es mehr Spaß mit dir, wenn du nicht weißt, wer ich bin.«

»Und was willst du von mir?«

»Na ja, ich möchte meinen Spaß haben, aber das geht nicht, wenn du deinen Drang, auffällige Dinge zu tun, dauernd unterdrückst!«

»Hör mal, das ist mir alles total unangenehm und peinlich, ich laufe hier durch einen Supermarkt, okay? Lass mich einfach in Ruhe.«

»Das kannst du vergessen, Olaf. Pass mal gut auf!«

Ich bin inzwischen an der Käsetheke angekommen, wo die Verkäuferin gerade Feierabend machen will und mir den Rücken zukehrt. Während ich darauf warte, dass sie sich umdreht, fühle ich, wie der Drang zu ticcen plötzlich ungewöhnlich stark wird. Und wie ein Hund, der endlich sein Fressi bekommt, schießt meine Zunge erst ein paarmal aus meinem Mund, nur um eine Sekunde später Spucke auf die Glasfront der Käsetheke abzufeuern.

Die Teufelchen jubeln, das Kribbeln lässt schlagartig nach. Ich bin vollkommen perplex, denn ich habe noch nie mutwillig etwas beschmutzt. Das ist definitiv ein neuer Level. Was soll da denn bitte noch alles kommen? Werde ich vielleicht demnächst dazu übergehen, Dinge zu demolieren?

Langsam, ganz vorsichtig schaue ich mich nach allen Seiten um. Gott sei Dank scheint niemand meine Spuckattacke bemerkt zu haben. Die Verkäuferin hat sich inzwischen zu mir umgedreht und lächelt mich erwartungsvoll an: »Was darf's denn bei Ihnen sein?« Ich sehe zu, wie meine Spucke an der Scheibe nach unten rinnt, und sage mir: Scheiß auf den Käse, ich muss raus hier. Sofort. Wer weiß, was sonst noch alles passiert.

Ohne ein Wort zu sagen, lasse ich die Verkäuferin stehen und renne mit meinen paar Einkäufen in Richtung Ausgang. Die Kassiererin kennt mich schon, weil ich sie immer mit ihrem Nachnamen anspreche, und wünscht mir noch einen schönen Abend, während ich ins Freie stürme.

Jetzt, wo ich Pac-Man entkommen bin, entspanne ich mich ein wenig und nehme sogar den Schleichweg durch das Waldstück zurück. Der Weg ist menschenleer, und ich ticce kein bisschen.

Wieder im Wohnheim angekommen, sehe ich zu, dass ich unbemerkt in mein Zimmer komme, schließe die Tür hinter mir und atme tief durch. Ich habe nicht die geringste Ahnung, wie das alles weitergehen soll.

Nach diesem Zwischenfall glaubte ich endgültig nicht mehr daran, dass meine Quälgeister einfach so wieder verschwinden würden, aber immerhin fühlte ich mich einigermaßen sicher, solange ich in meinem Schutzraum blieb. Doch leider passt sich das Tourette-Syndrom an neue Situationen an und lässt einen nie zur Ruhe kommen. Egal, wie sehr man sich das wünscht.

An meine verbalen Tics hatte ich mich weitgehend gewöhnt, jedenfalls solange sie in meinem Zimmer stattfanden und niemand sie hörte. Und scheinbar waren die Wände des Wohnheims dick genug. Jedenfalls beschwerte sich niemand. Ergo musste sich meine Krankheit – nach ihrer eigenen Logik – immer neue Tics ausdenken, um mich in Schwierigkeiten zu bringen. Sie versuchte es mit Singen, Fluchen und schrillem Schreien. Zeitweilig ließ sie mich sogar zwanghaft den Lautstärkeknopf meiner Anlage bis zum Anschlag hoch- und gleich wieder herunterdrehen. Vielleicht wurden diese Versuche, Aufmerksamkeit zu erregen, von meinen Mitbewohnern wahrgenommen, aber kommentiert wurden sie nicht. Niemand kam zu mir, niemand beschwerte sich, niemand sprach mich an. Und da niemand reagierte, ticcte ich munter weiter.

Übrigens kann ich bis heute nicht sagen, welcher Teil von mir Tourette ist und welcher Teil ich bin. Was macht die Krankheit aus, und was macht mich aus? Trage ich Verantwortung für meine Handlungen, oder kann ich jegliche Verantwortung mit dem Hinweis von mir weisen, dass ich ja krank bin? Fragen, auf die ich keine klare Antwort geben kann.

Die nächste Steigerungsstufe war heftiges Aufstampfen mit dem Fuß. Da ich damals knapp hundert Kilo wog, war der dadurch erzeugte Lärm nicht ohne weiteres zu ignorieren. Ich stampfte, was das Zeug hielt, und hatte gleichzeitig Angst, durch die Decke zu krachen. Meine Mitbewohner reagierten mit Besenstiel-Geklopfe und gelegentlichen Zetteln in meinem Briefkasten. Die meisten Zettel waren schwer zu entziffern, da im Studentenwohnheim überwiegend ausländische Studenten wohnten, die noch nicht richtig Deutsch konnten. Schmeichelhaft waren sie aber alle nicht. Auf ein paar von ihnen entdeckte ich Hinweise wie »Sei er leise sons rufen Polizei!« oder »Schreibe Prüfung, Aseloch! Nix immer Party machen, sonst voll Stress!!«.

Nun befand ich mich wirklich in Schwierigkeiten. Nun

konnte ich mich nicht länger zurückziehen oder so tun, als ob nichts wäre. Wenn mein Fußgestampfe nicht aufhörte, würde früher oder später die Polizei oder die Wohnheimverwaltung an meine Tür klopfen. Wieder packte mich panische Angst, in die Psychiatrie eingewiesen zu werden.

Ich musste also einiges durchmachen, bevor ich endlich auf die Idee kam, der Wahrheit ins Gesicht zu sehen und Hilfe zu suchen. Solange ich mich irgendwo verkriechen konnte, konnte ich mir einreden, das alles wäre bald vorbei und dann wäre mein Leben wieder normal. Als jedoch meine lebenswichtige Schutzzone, mein Zuhause, in Gefahr geriet, da stand mir das Wasser wirklich bis zum Hals.

Zum Glück kam eines Abends von eher unerwarteter Stelle Licht in mein Dunkel. Oder sagen wir: ein dezenter Hinweis, was es mit dem Spuk auf sich haben könnte. Ich hatte den ganzen Tag in meinem Zimmer verbracht. Gegessen, Serien geguckt, ein bisschen gelernt, ein bisschen geticct – alles wie immer. Nun war es Abend, und ich sah mir eine Folge von »South Park« an – mehr aus Langeweile denn aus Interesse. Ich mochte die Serie zwar nicht besonders, aber mir gingen langsam die Filme aus.

Eingemummelt auf meinem Bett sah ich Cartman, einem der Hauptcharaktere, dabei zu, wie er an seiner Schule anfing, herumzufluchen und »Heil Hitler!« zu schreien. Es machte ihm offensichtlich Spaß, Aufmerksamkeit auf sich zu lenken und zu sehen, wie die anderen auf die Provokation reagierten. Damit er keinen Ärger mit den Lehrern oder dem Direktor bekam, behauptete er einfach, er hätte das Tourette-Syndrom.

Plötzlich saß ich kerzengerade im Bett. Moment mal, schoss es mir durch den Kopf. Kann das sein? Das ist jetzt nur eine Zeichentrickserie, aber das Tourette-Syndrom scheint es ja wirklich zu geben!

Ich unterbrach die Folge und begann »Tourette« zu googeln. Nachdem ich über den Wikipedia-Artikel auf einige Foreneinträge gestoßen war, die die Symptome und den Krankheitsverlauf beschrieben, fielen mir beängstigend viele Parallelen auf. Etliche Beiträger berichteten von Zuckungen im Gesicht, Kribbeln im Sonnengeflecht und unwillkürlichen Lauten. Das konnte kein Zufall sein.

Die nächsten zwei Tage – so lange reichten meine Vorräte an Konserven und Cornflakes noch – recherchierte und googelte ich, was das Zeug hielt, und registrierte mich unter falschem Namen auf der Seite www.tourette.de, dem größten deutschen Forum für Tourette-Patienten. Im Chat fragte ich verschiedene Mitglieder, wie die Krankheit bei ihnen verlaufen sei, und beschrieb meine Symptome. Viele standen mir mit hilfreichen Ratschlägen zur Seite. Je länger die Recherche dauerte, desto mehr zog ich in Erwägung, dass es sich bei mir um eine Tic-Störung handeln könnte. Dieser Gedanke war wie eine Erlösung. Endlich war ich nicht mehr völlig ratlos, fühlte ich mich nicht mehr ganz so ausgeliefert, nicht mehr ganz so ohnmächtig. Doch ich brauchte Gewissheit.

Am nächsten Morgen nahm ich all meinen Mut zusammen und ging zum ersten Mal seit Wochen wieder am helllichten Tag ins Freie – und zwar auf direktem Weg zum Arzt.

Ich sitze vor einem Bahnhof auf einer giftgrünen Bank und halte ein Stück Papier in den Händen. Passanten hasten an mir vorüber, Busse halten und fahren wieder ab. Ein bissiger Wind treibt die Wolken am Himmel vor sich her. Sie haben kein Ziel, wissen nicht, wohin. Ich wünschte, ich könnte mit ihnen davonschweben. Irgendwohin. Hauptsache weg.

Ich höre klackernde Schritte und hastiges Genuschel. Jemand schnauzt Anweisungen in ein Telefon. Ein Windstoß fährt mir durchs Haar. Aus einem Reflex heraus suche ich nach einer spiegelnden Oberfläche, um meine Frisur zu prüfen. Ich will mich dem Unausweichlichen noch nicht stellen. Ich will noch ein bisschen mehr Zeit. Doch ich finde nichts, worin ich mich spiegeln kann. Es gibt keine Ausflüchte mehr.

Das Klirren von Glasflaschen lässt mich hochschrecken, ein Bedürftiger durchkämmt Abfalleimer nach Pfandflaschen. Normalerweise habe ich für die Pfandpiraten alles Verständnis der Welt. Normalerweise denke ich nicht: Geht das nicht leiser? Oder: Wieso haut der nicht endlich ab? Doch heute geht mir der Typ mit seinem Geklirre auf die Nerven. Das hat einen einfachen Grund: Auf dem Blatt Papier in meiner Hand steht eine Diagnose, die von nun an mein Leben bestimmen wird.

Ich hatte den Besuch beim Arzt immer wieder aufgeschoben, doch diesmal war es so weit. Ich musste wissen, womit ich es wirklich zu tun hatte. Ich wollte der Wahrheit endlich ins Auge sehen.

Bestimmt war das alles nur eine Phase, redete ich mir einmal mehr ein, als ich in meine geliebte, immer überfüllte U-Bahn stieg und mich auf den Weg zu einem Internisten machte. Vielleicht hatte ich in den letzten Monaten einfach zu viel Stress gehabt. Der Arzt würde mir eine kleine, gemütliche Kur oder meinetwegen auch Beruhigungsmittel verschreiben, dachte ich und sah aus dem Fenster. Die U-Bahn-Waggons stießen wie ein Wal aus dem Untergrund an die helle Oberfläche hervor. Wie ein Wal würde ich mich dann auch fühlen. Endlich wieder Luft! Endlich Freiheit!

Der Arzt untersuchte mich ruhig und routiniert, während ich ihm zu erklären versuchte, warum ich eigentlich bei ihm war. Meine Tics hatten sich während der U-Bahn-Fahrt kein einziges Mal gemeldet und hielten auch jetzt brav die Klappe. Tourette ist manchmal wie ein Kind, das wunderbar singen kann, aber immer dann schweigt, wenn es vorsingen soll. Anstatt vor Aufregung wie wild zu ticcen, saß ich unbeweglich auf einem Stuhl.

»Ich habe so einen merkwürdigen Drang«, sagte ich.

Der Arzt nickte. »Was für einen Drang?«

»Also …«

»Harndrang?«

»Äh, nein, keinen Harndrang. Es ist eher ein Drang, plötzlich zu schreien. Laute auszustoßen.«

Der Arzt nickte. »Wie zeigt sich dieser Drang?«, fragte er.

»Ich weiß nicht. Ich muss zum Beispiel einfach so bellen. Wie ein Hund.«

»Bellen. Ah ja.« Der Arzt nickte und nickte. Er erinnerte mich zunehmend an einen Wackeldackel.

»Ich kann das nicht kontrollieren«, sagte ich.

»Schreidrang und Bellen. Kann man das so beschreiben? Und verbale Laute, die Sie sich nicht erklären können?«

»Ja, und alle möglichen Zuckungen. Manchmal habe ich Angst, verrückt zu werden.«

»Na, na«, sagte der Arzt und nickte wieder. »So schnell wird keiner verrückt. Aber es scheint etwas Komplizierteres zu sein. Da kann ich Ihnen wahrscheinlich nicht helfen.« Wieder nickte er mehrmals. »Ich kann Sie aber an einen Spezialisten überweisen.«

»Einen Spezialisten?«

»Ja, einen Neurologen. Der Kollege wird am ehesten sagen können, worum es sich bei Ihrer Symptomatik handelt und ob ein MRT gemacht werden sollte oder nicht.«

Bei dem Wort »MRT« zuckte ich zusammen. Was sollte das sein? Es klang furchteinflößend.

»Ist es jetzt eher ernst oder eher harmlos?«, fragte ich.

»Das kann Ihnen nur der Spezialist beantworten. Für mich sieht es aber eher nach einem komplizierteren Krankheitsbild aus.«

Kompliziert klang schlecht. Ganz schlecht. Ich wollte nicht kompliziert sein. Dieses Etwas in mir sollte nicht kompliziert sein, sondern genau das Gegenteil: einfach, vorübergehend, leicht zu behandeln. Wie eine Grippe oder ein kleiner Kopfschmerz.

Ich ging zurück ins Vorzimmer. Die Sprechstundenhilfe druckte mir eine Überweisung zum Neurologen aus und gab mir eine Adresse.

Wie ein Schlafwandler trottete ich zurück zur U-Bahn-Station. Ich war geschockt. Ich musste zum Nervenarzt. Zu einem Psychoonkel.

Zurück in meinem Studentenzimmer, rief ich in der Praxis des Neurologen an. Ich bekam einen Termin schon in wenigen Tagen. Bis dahin sah ich alles wie durch einen Schleier. Es war nicht einfach, es gab keine kurzfristige Heilung, und es würde nicht so schnell wieder weggehen. Diese Erkenntnis lag auf den Tagen wie Blei. Ich wollte niemanden sehen oder sprechen, überwand mich dann aber doch, wenigstens zwei Telefonate zu führen: mit meinem Bruder und meiner Mutter. Ich konnte ihnen schließlich nicht ewig verheimlichen, dass mit mir etwas nicht stimmte. Ich wollte diese Gespräche nicht führen, aber ich konnte mich auch nicht mehr verstellen. Also gab ich mich vorsichtig optimistisch. Erzählte kurz von den Geschehnissen der letzten Wochen, sparte die Abkapselung und die Tatsache, dass ich nicht mehr zur Uni ging, aus und ließ anklingen, dass es vielleicht etwas mit einer seltenen Erkrankung zu tun haben könnte. Ich würde einen Spezialisten aufsuchen, und mehr gab es dazu erst mal nicht zu sagen. Meine Mutter machte sich wie immer Sorgen, meinte aber auch, sie finde es gut, dass ich mich um die Sache kümmerte.

Schließlich war es so weit. Der große Tag. Der Termin beim Fachmann. Ich erwachte mit dem Gefühl, eine schwierige Prüfung ablegen zu müssen. Und wie meistens vor Prüfungen ging es mir zunächst wie dem Alpenopi aus der Milka-Werbung: »It's cool, man!« Alles kein Problem! Kurz vor Prüfungsbeginn ist dann allerdings Schluss mit cool. So auch diesmal. Im Zug nach Witten, wo der Neurologe seine Praxis hatte, kamen die Tics. Es waren zwar nur wenige: auf das Gesicht beschränkte Zuckungen plus leises Bellen. Doch die anderen Fahrgäste sahen mich an, als hätte ich gerade die Notbremse gezogen, und ich fühlte mich wie ein Aussätziger.

Zum Glück war es vom Bahnhof bis zur Praxis nur ein kurzer Fußweg, denn je näher ich der Arztpraxis kam, desto stärker ticcte ich. Ich folgte der Hauptstraße, wie ein Verirrter im Wald einem Bachlauf folgt. Im Wald kommen die seltsamen Geräusche allerdings von Tieren und nicht von Menschen. Gott sei Dank waren an diesem Tag keine Waidmänner unterwegs, sonst hätten sie mich wahrscheinlich erlegt. Schließlich bog ich in eine Nebenstraße ein, und mein Blick fiel auf die imposante Fassade eines großen Gebäudes. Das war er also: der Palast des Gottes in Weiß, der heute über mich richten würde.

Mit klopfendem Herzen betrat ich das Foyer und nahm den Lift in den vierten Stock. Seltsamerweise hörten die Tics mit Betreten der Praxis schlagartig auf. Nach Erledigung der Formalitäten am Empfang fand ich mich in einem sterilen, weißgestrichenen Wartezimmer wieder. Immerhin waren die Stühle lindgrün, was das Ganze etwas auflockerte. Breite Fensterfronten ließen viel Licht herein.

Zu meiner Überraschung war der Raum nicht komplett voller Psychopathen – zumindest auf den ersten Blick, schließlich kannte ich mich auf diesem Gebiet noch nicht aus. Ich hatte nur die flimmernden Bilder von schlechten Hollywoodfilmen im Kopf. Zum Beispiel aus dem Film »Haunted Hill«: kahle Gänge, in denen Schreie widerhallen, bevölkert von umherirrenden Gestalten, die mit sich selber sprechen oder stundenlang ins Leere starren. Verriegelte Türen, hinter denen Wehrlose mit Elektroschocks behandelt und anschließend mit Medikamenten zugedröhnt werden. Grimmig dreinschauende, stämmige Krankenschwestern, die mehr Ähnlichkeit mit einem osteuropäischen Türsteher haben als mit einer medizinischen Fachkraft.

Hier jedoch sahen alle ganz normal aus. Vollkommen normal. Vielleicht, dachte ich, zu normal. Die harmlos Aussehenden waren am Ende doch meistens die irren Mörder und Vergewaltiger und ... Hollywood, jetzt halt doch bitte für einen Moment mal die Klappe.

Ich musterte meine Sitznachbarn. Hörten sie Stimmen? Sprachen sie laut mit Menschen, die nicht anwesend waren? Waren sie verrückt? Und vor allem: Was zum Teufel war ich?

Die Oma neben mir blätterte in der »Bunten«, als säße sie beim Friseur. Musste man verrückt sein oder normal, um sich ernsthaft für die Artikel darin zu interessieren? Ab und zu sah sie auf und musterte mich eindringlich. Vielleicht wollte sie das Gleiche wie ich: bloß nicht irre rüberkommen.

Neben ihr saß ein junger Mann. Er war ungefähr in meinem Alter, aber gekleidet wie ein Sechzehnjähriger. Mütze in der Stirn, Baggys in den Kniekehlen und ein T-Shirt wie ein Schlossgespenst. Fehlte nur noch die fette Goldkette. Er roch nach Alkohol und Zigarettenqualm und sah reglos vor sich auf den Boden. Der ist doch bestimmt krank im Kopf, dachte ich. Der hat sie doch nicht mehr alle. Ich sah ihn an und wartete auf irgendeinen Beweis seines Wahnsinns. Vielleicht würde er plötzlich losschreien. Oder die Zeitschriften zerfleddern, zusammenknüllen und sich in den Mund stopfen. Doch es geschah nichts. Irgendwann kratzte er sich am Kopf.

Ist schon seltsam, dachte ich in dem Wartezimmer. Die Leute erzählen einander immer so gerne von Knochenbrüchen, Entzündungen und sonstigen Krankheiten, aber wehe, es ist keine Beule, sondern der Kopf. Die Psyche. Dann hat man sofort eine Meise und muss schleunigst zum Meisendoktor.

Und ich? Ich hatte keinen Vogel hinter meiner Stirn. Eher einen Werwolf in der Brust. Ob der Meisendoktor auch etwas gegen Werwölfe tun konnte?

Hier im Wartezimmer war der Drang, den Werwolf rauszulassen, allerdings wie weggeblasen. Das Kribbeln wurde von meiner inneren Unruhe überlagert, und mein Herz raste wie bekloppt. So war ich dankbar, als ich endlich aufgerufen wurde und der Arzt mich zu sich hereinbat.

Der Neurologe sah anders aus, als ich ihn mir vorgestellt hatte. Keine große, furchteinflößende Autoritätsperson. Er sah auch nicht aus wie ein golfspielender Topverdiener mit Hang zur Selbstdarstellung. In seinem Sprechzimmer stand kein schwerer Mahagonitisch à la Sigmund Freud, sondern ein zweckmäßig anmutender Studentenschreibtisch. Der Neurologe war hochgewachsen, und die hellen Haare fielen ihm in die Stirn. Der Blätterwald auf seinem Schreibtisch sah aus, als hätte er in den letzten zwölf Stunden nichts anderes getan, als in emsiger Kleinstarbeit Rezepte und Atteste auszustellen. Ein Satz meines Onkels schoss mir durch den Kopf, während ich Platz nahm: »Ein Arbeiter mit einem sauberen Blaumann kann nichts taugen, denn der hat sich nirgendwo die Hände schmutzig gemacht.« Demnach musste dieser Mann ein Profi sein.

Etwas unsicher sah ich mich um. Womit sollte ich anfangen? Mit dem Drang zu schreien? Oder doch lieber mit dem Bellen? Offenbar bemerkte der Neurologe meine Unschlüssigkeit. Er lehnte sich zurück und übernahm die Gesprächseröffnung.

»Herr Blumberg, Sie wurden an mich überwiesen?«

»Ja, genau«, sagte ich und dachte an Doktor Wackeldackel. Unwillkürlich fing ich selber zu nicken an.

»Sie haben von Zuckungen und dem Drang zu schreien berichtet.«

»Richtig.« Wieder nickte ich.

Der Arzt sah mich konzentriert an. Wenigstens wackelte er nicht ständig mit dem Kopf. »Und von dem Drang zu bellen«, fügte er hinzu.

»Ja. Ohne dass ich das wirklich will, und es ist oft schwer, es unter Kontrolle zu halten.«

»›Verdacht auf Tic-Störung‹ lese ich hier.«

Ich war überrascht. Von seiner Vermutung hatte der Wackeldackel mir gar nichts gesagt.

»Aber vielleicht«, fuhr der Neurologe fort, »erzählen Sie erst mal selber ein bisschen. Um was für ein Verhalten geht es denn im Großen und Ganzen? Können Sie das ein wenig näher beschreiben?«

»Ähm«, machte ich. »Also ...«

»Ja?«

»Also, ich ... ich mache Dinge, die ich nicht machen will. Aber irgendwie muss ich sie machen. Wenn ich sie nicht gleich mache, muss ich sie später machen, und dann umso heftiger, und das nervt total ... Verstehen Sie, was ich meine?«

»Noch nicht ganz.«

Ich atmete tief durch. »Also, es ist so: Ich muss in letzter Zeit immer so schreien.«

»Schreien, ja.« Das schien ihn nicht sonderlich zu beeindrucken.

»Laut schreien. Obwohl ich nicht sauer bin oder so. Es ist ein Drang, so ein starker innerer Drang. Und wenn ich dann laut geschrien habe, dann geht's mir besser. Aber auch nicht für ewig, und dann kommt dieses Kribbeln wieder. Das Kribbeln kommt immer zuerst, das kündigt diesen Drang an. Und dann schreie ich.«

»Sie schreien also, egal, wo Sie gerade sind? Egal, ob sich daraus eine unangenehme Situation für Sie ergibt? Sie können nichts dagegen machen?«

»Vielleicht. Ja. Also, nein. Ich weiß nicht so recht. Ich kann das schon ein bisschen verdrängen oder so. Manchmal mache ich das, wenn zu viele Menschen um mich herum sind. Dann unterdrücke ich es, aber dann wird es schlimmer.«

»Sind es Stimmen, die Ihnen befehlen zu schreien?«

»Ich habe ... wieso Stimmen? Was für Stimmen?«

»Sind es äußere Kräfte, die Ihnen das Schreien befehlen?«

Der Doktor stellte die Frage in so beiläufigem Ton, als würde er sich nach der Uhrzeit erkundigen.

»Nein.«

»Vielleicht Gott?«

»Nein. Natürlich nicht. »

»Befehlen Ihnen die Stimmen, etwas Böses zu tun?«

»Nein!«

Sah so ein seriöses Gespräch zwischen einem kompetenten Arzt und einem mündigen Patienten aus? Das war doch wohl eher ein Fragebogen für komplett Durchgeknallte. Ich musste an die Fragen der US-Einreisebehörde denken: Sind Sie Terrorist? Ja? Nein? Falls ja: Haben Sie vor, einen terroristischen Anschlag auf die USA zu verüben? Und falls ja, wann genau?

Ich musste an einen Satz meiner Mutter denken: »Für einen Verrückten ist die Welt völlig normal, und alle anderen sind verrückt.«

Ich spürte, wie ich zu zittern begann. Würde der Doktor im nächsten Moment eine Betäubungspistole zücken? Warteten draußen vielleicht schon die Männer mit den weißen Kitteln?

»Oh Gott, nein!«, wiederholte ich. »Halten Sie mich etwa für verrückt?«

Der Arzt lächelte. »Nein, Herr Blumberg. Das ist reines Standardprozedere. Ich muss Ihnen diese Fragen stellen, um mögliche psychiatrische Krankheiten auszuschließen. Also?«

»Ähm … also, nein! Nein! Natürlich nicht. Das … da waren keine Stimmen. Das ist eher so ein Bedürfnis, ein Zwang. Ja, Zwang. So würde ich es am ehesten beschreiben. So wie früher, als ich immer den Drang hatte, mit meinem Kopf zu zucken. Und dieses komische Kichern.«

»Was meinen Sie mit Zucken?«

»Ich zucke mit dem Kopf, also, ich werfe ihn ruckartig hin und her. Manchmal bekomme ich sogar Nackenschmerzen davon. Geräusche mache ich dabei auch. So ein Lachen oder Kichern.«

»Und seit wann geht das schon so?«

»Also, ehrlich gesagt ...«

»Haben Sie das auch schon als Kind gehabt?«

»Na ja ...« Ich sah mich im Raum um und dachte nach. Erinnerungen flackerten vor meinem inneren Auge auf. Aus irgendeinem Grund flößte mir dieser Doktor allmählich Vertrauen ein.

Ich erzählte ihm, wie ich als Zehnjähriger in der Grundschule mit dem Rücken an einer Heizung gelehnt hatte. Draußen regnete es, und wir hatten Handwerks- und Textilunterricht. Einige Kinder konnten schon Topflappen häkeln, die anderen, darunter auch ich, häkelten einfach nur Luftmaschen. Häkeln hatte auf mich eine seltsam beruhigende Wirkung. Ich genoss die Wärme der Heizung im Rücken, verfolgte selig die Bewegungen meiner Hände und war ganz in mich versunken.

Plötzlich atmete ich tief ein und gab einen krächzenden Laut von mir. Als würde ich ersticken. Ich wiederholte das Krächzen mehrmals, bis meine Klassenlehrerin fragte: »Olaf, warum machst du denn immer dieses Geräusch?«

Meine Mitschüler hielten inne und sahen mich an. Ich war völlig verwirrt. Was hatte ich da gerade eben getan? Und warum hatte ich es getan? Ich wusste es nicht. Schließlich sagte ich: »Ich mach das so wie der Ottifant aus dem Otto-Film. Das ist ein Witz.«

Die Lehrerin sah mich irritiert an, doch sie gab sich mit der Erklärung zufrieden. Die anderen kicherten. Ich spürte, wie Scham und Verwirrung in mir brannten.

Es war seltsam, dem Doktor davon zu erzählen. Ich hatte noch nie mit jemandem so detailliert darüber gesprochen. Außer dem Doktor hatte mich allerdings auch noch nie jemand so genau danach gefragt.

»Ich kann mich an viele solche Situationen erinnern, wo ich das machen musste, mal in der Grundschule, mal auf der weiterführenden Schule«, sagte ich. »Ich glaube, diese Sachen begleiten mich schon mein ganzes Leben.«

Der Arzt stellte weitere Fragen. Und je mehr er nachfragte, desto mehr redete ich mich in Rage. Desto mehr kam aus mir heraus. Es fühlte sich an, als hätte der Neurologe eine Schleuse geöffnet.

»In Ordnung«, sagte er schließlich. »Die Auffälligkeiten traten also schon während der Schulzeit auf, und sie waren nicht nur auf Ihr Gesicht beschränkt. Sie haben immer wieder Geräusche von sich gegeben, die keinen erkennbaren Sinn hatten und Ihnen peinlich waren.«

»Genau. Peinlich ist das richtige Wort.«

Obwohl der Doktor nur das wiederholte, was ich gesagt hatte, fühlte ich mich seit langer Zeit endlich einmal verstanden.

Ich redete noch ein wenig weiter, über Alltägliches, den Unialltag, meine Badmintonbegeisterung und einige andere Dinge. Der Arzt hörte sich das alles geduldig an. Schließlich schloss er mit einem Satz, der sich in meinen Kopf einbrennen sollte: »Sie haben das Tourette-Syndrom. Das ist so sicher wie das Amen in der Kirche.«

Damit war es offiziell. Tourette-Syndrom. Ich hatte davon gelesen, ich hatte darüber nachgedacht, ob es meine Symptome erklären könnte, aber ich hatte es trotz allem nie wirklich auf mich bezogen. Hatte nie wirklich für möglich gehalten, dass ich diese Krankheit haben könnte. Die Diagnose fühlte sich an, als wäre eine Bombe geplatzt. Nur passierte nach außen hin nichts. Es gab keinen Knall, keine Explosion, und nichts stürzte ein. Es war im Prinzip alles wie vorher. Nur in meinem Kopf war ein Chaos von Fragen. So wirr, dass ich keine davon herausbrachte, sondern nur ein leises »Aha« stammelte. Der Doktor fügte hinzu: »Leider ist diese Krankheit nach dem heutigen Stand der Forschung nicht heilbar.«

Das war die zweite Bombe. Genauso lautlos, aber sie traf mich noch heftiger als die erste. Ich war unfähig, ein Wort zu sagen. Ich starrte den Doktor an.

Er redete weiter: »Die von Ihnen beschriebenen Symptome sind sehr charakteristisch, und die Krankheit hat bei Ihnen offenbar einen klassischen Verlauf genommen. Vokale und verbale Tics bereits im Grundschulalter. Ausprägung über mehrere Jahre, verstärktes Auftreten ab dem einundzwanzigsten Lebensjahr. Klassischer geht's eigentlich nicht. Das Tourette-Syndrom ist eine seltene Krankheit, die wie gesagt nicht heilbar ist. Man kann jedoch gut damit leben. Ich kann Ihnen ein neues Präparat verschreiben, das erst seit kurzem auf dem Markt ist. Es gibt Patienten, denen es sehr hilft. Machen Sie sich mal keine Sorgen.«

Ich schwieg.

»Wenn Probleme auftreten sollten, kommen Sie einfach wieder.« Der Arzt schien in Gedanken schon beim nächsten Patienten zu sein.

»Aber ... was soll ich denn jetzt machen?«, fragte ich.

»Sie können sich natürlich immer auch kurzfristig an Ihren Hausarzt wenden.«

»Aber ... ich weiß nicht.« Zurück zum Wackeldackel wollte ich nicht.

Der Neurologe sah mich freundlich an, dann zuckte er mit den Schultern. Es kam mir so vor, als hätte er mir gerade gesagt, dass ich für den Rest meines Lebens nie wieder würde lachen können. Oder Krebs hätte. Oder sonst eine unheilbare Scheiße. Hatte ich ja tatsächlich. Aber passierte so etwas nicht immer nur den anderen?

»Sie können sich auch nach einer Selbsthilfegruppe umsehen. Da können Sie sich mit anderen austauschen. Die haben alle dasselbe Problem. Kann ich sonst noch was für Sie tun?«

In meinem Kopf rauschte und flimmerte es. Selbsthilfegruppe. Medikament. Selten. Krankheit. Alles durcheinander.

»Haben Sie sonst noch irgendwelche Fragen?«

»Nein … nein.«

Mechanisch stand ich auf, schüttelte dem Doktor die Hand und fand mich im Vorzimmer wieder. Die Frau hinter dem Tresen drückte mir einen Umschlag in die Hand.

»Das ist für Ihren Hausarzt«, sagte sie. »Ich wünsche Ihnen dann noch einen schönen Tag.« Irgendwie klang das sarkastisch. Hallo, Sie haben Tourette. Unheilbar, genau. Geht nie wieder weg. Schönen Tag noch.

Ich stieg langsam die vier Treppen hinunter und lief auf die Straße. Ich musste mich irgendwo hinsetzen und durchatmen, das Ganze verdauen. Wobei – bei der Größe des Bissens, an dem ich zu knabbern hatte, war an Verdauen nicht zu denken. Ich hatte vielmehr das Gefühl, daran zu ersticken. Ein paar hundert Meter von der Praxis entfernt war der Bahnhof, und ich setzte mich davor auf eine giftgrüne Bank, von der die Farbe abblätterte.

Dort sitze ich also nun, und in meinem Kopf ist ein einziges Durcheinander. Erst jetzt fällt mir auf, dass ich den Umschlag mit der Diagnose immer noch in der Hand halte. Argwöhnisch hole ich einen Zettel heraus und lese: Gilles-de-la-Tourette-Syndrom.

De la Tourette. Angenehm. Tourette ist also ein feiner Herr mit »von« und »de la«. Einem eingebildeten Aristokraten, einem arroganten Snob habe ich die ganze Scheiße also zu verdanken. De la Tourette. Einmal Olaf à la Tourette. Bitte gut durch. Durchgebraten. Richtig durch, völlig durch, völlig fertig, total am Ende.

Erst später erfahre ich, dass Gilles de la Tourette ein französischer Nervenarzt war, der die Krankheit erstmals im 19. Jahrhundert beschrieben und klassifiziert hat.

Ich betrachte das kleine Stück Papier. Scheißdiagnose. Andererseits bin ich froh, nicht besessen zu sein oder das Opfer einer außerirdischen Macht oder ein gefährliches Subjekt, dem eine innere Stimme befiehlt, Menschen zu töten. Und dass meine Krankheit jetzt plötzlich amtlich ist, fühlt sich trotz allem irgendwie erleichternd an. Wenn mich von nun an jemand fragt, ob ich irgendwie durchgeknallt bin, dann habe ich wenigstens eine Erklärung.

Die genervte Kommilitonin im Germanistikseminar, die spöttisch dreinblickenden Passanten in der Bochumer Innenstadt, meine überforderte Lehrerin – sie alle sitzen plötzlich auf der Anklagebank in meinem Kopf. Und ich bin Richter, Ankläger und Verteidiger in einem. Alle hier Versammelten haben sich der kollektiven Ignoranz und Beschönigung schuldig gemacht. Sie haben zugelassen, dass sich der kleine Olaf viele Jahre lang wie ein Depp vorgekommen ist. Niemand hat auch nur einen Gedanken daran verschwendet, dass sein sonderbares Verhalten vielleicht die Folge einer Krankheit sein könnte. Es wird eine besondere Schwere der Schuld festgestellt, urteile ich genüsslich, weil niemand auch nur einen Augenblick überlegt hat, wie sich der kleine Olaf dabei fühlt. Schuldig im Sinne der Anklage, denke ich voller Genugtuung. Aber nicht ich bin schuldig, sondern die anderen. Die ganze Zeit über konnte ich nichts dafür! Wie anders hätte alles sein können, wenn ich es nur vorher gewusst hätte!

Aber immerhin, von jetzt an wird das anders laufen. Von jetzt an werde ich einfach mein Attest vorzeigen, und alles ist gegessen. Oder nicht?

Mir fällt auf, dass ich keine Ahnung habe, was ich als Nächstes tun soll. Hätte mir der Arzt nicht wenigstens die wichtigsten Fragen beantworten können, auch wenn ich nicht in der Lage war, sie zu stellen? Er hätte mir doch zumindest irgendeine Beratungsstelle in der Nähe empfehlen können. Irgendjemanden, an den ich mich wenden kann.

Stattdessen sitze ich auf einer grünen Bank am Bahnhof und habe nichts außer meiner Wut, meiner Erleichterung und meinem Schrecken. Ich brauche dringend jemanden zum Reden, jemanden, der mich jetzt erst mal ein bisschen beruhigt. Ich überlege, wen ich anrufen kann, und entscheide mich für meinen Bruder Stefan. Er war schon immer ein Pragmatiker, der sich von nichts so schnell aus der Ruhe bringen lässt. Stefan ist älter als ich, und obwohl ich ihn von der Körpergröße her längst eingeholt habe, bleibt er für mich immer der große Bruder. Er weiß stets Rat, vor allem in praktischen Angelegenheiten. Zum Beispiel, wenn die Karre kaputt ist oder das Garagentor. So was kann er sofort reparieren. Und jetzt habe ich halt Tourette. Das ist doch kein so riesengroßer Unterschied, sage ich mir.

Ich wähle seine Nummer. Er hebt sofort ab.

»Hey, Olaf.« So klingt mein Bruder immer. Er sagt nie: »Was geht'n, Bro?«, oder: »Was läuft'n, Alter?« Einfach nur: »Hey, Olaf.«

»Hallo, Stefan«, sage ich genauso knapp. »Ich habe gerade die Diagnose bekommen.« Ich hole tief Luft. »Es ist das Tourette-Syndrom.«

Meine Stimme klingt seltsam distanziert, als ob ich selbst nicht so richtig glauben könnte, was ich da sage. Wahrscheinlich sage ich auch deshalb nicht: »Ich habe Tourette«, sondern: »Es ist das Tourette-Syndrom.« Als wäre das noch nicht ich.

Aber es ist trotzdem befreiend, die Sache auszusprechen. Meine erste Fassungslosigkeit hat sich schon ein wenig gelegt. Langsam komme ich wieder in der Gegenwart an. Am anderen Ende der Leitung jedoch wird es still. Im Hintergrund höre ich das übertriebene, aufgesetzt lustige Gebaren von 1Live-Moderatoren. Stefan ist vermutlich gerade in seiner Dortmunder Wohnung und lehnt am Fenster, wie immer, wenn er telefoniert.

»Und was heißt das jetzt?«, fragt er schließlich.

Seine Stimme klingt ruhig, allerdings etwas zu ruhig für meinen Geschmack. Ich blicke fahrig umher, sehe Leute aus Bussen aussteigen und andere einsteigen.

»Keine Ahnung. Ich weiß echt nicht, was ich jetzt machen soll.«

»Und ist das irgendwie heilbar? Kann man das in den Griff kriegen?«

Das ist typisch mein Bruder. Lösungsorientiert und immer darauf aus, eine Störung so schnell wie möglich aus der Welt zu schaffen.

Ich antworte: »Heilbar ist es jedenfalls nicht, und ob ich das in den Griff kriegen kann, das weiß ich auch nicht.«

»Hast du das denn nicht gefragt?«

Das ist leider auch typisch mein Bruder. Mit einem leicht anklagenden und ungeduldigen Unterton gibt er mir zu verstehen, dass seine Art, die Probleme anzugehen, die einzig richtige ist. Gezielt nachfragen! Nach einer Lösung suchen! Die Dinge anpacken!

»Nee, leider nicht«, gebe ich zu. »Ich war irgendwie überfordert.«

Ich höre, wie mein Bruder tief durchatmet. »Dann mach dich bitte erst mal schlau, ob man da was machen kann, und dann sehen wir weiter.«

»Okay. Gute Idee«, sage ich, verabschiede mich und lege auf. Ich weiß nicht, ob ich resigniert oder wütend bin. Mach dich schlau! Hier geht's doch nicht um einen Motorschaden! Meinen Kopf kann man doch nicht so einfach reparieren wie ein Auto! Mir fällt das Medikament wieder ein, das der Arzt mir empfohlen hat. Wie hieß das noch mal?

Die Hoffnung, dass Stefan mir auf die Schnelle weiterhelfen könnte, steigt in einen der anfahrenden Busse und fährt davon. Doch ich brauche dringend jemanden, der mir sagt, dass alles wieder gut wird. Egal, ob das jetzt stimmt oder nicht. Also wähle ich die Nummer meiner Mutter. Ihr habe ich bisher immer noch am ehesten erzählt, wie es mir wirklich ging. Sie hatte ich im Vorfeld auch gewarnt, dass die Diagnose vielleicht etwas »komplizierter« ausfallen könnte.

Vermutlich hat sie schon auf meinen Anruf gewartet, denn sie hebt sofort ab. Vor meinem inneren Auge sehe ich sie, wie sie in ihrer kleinen Küche auf dem Stuhl sitzt und sich zum hundertsten Mal fragt, wie es mir wohl geht. Ich mag die Küche meiner Mutter. Ich könnte mich stundenlang dort aufhalten und einfach draufloserzählen, während sie etwas Schönes kocht. Zum Beispiel Schichtkohl oder »Fisch à la Toscana«.

»Hallo, Mama«, sage ich ins Telefon. »Du wolltest ja, dass ich dich auf dem Laufenden halte. Ich komme gerade vom Neurologen. Der Arzt hat festgestellt, dass ich unter dem Tourette-Syndrom leide.«

»Oh Gott!«, kommt es sofort zurück. Es klingt eher gehaucht als gesprochen, mehr zu sich selbst als ins Telefon. Ich kenne diese Reaktion von ihr. Ich habe sie schon einmal erlebt. Genau einmal: als sie vor vielen Jahren beobachtet hat, wie ein Supermarkt abgebrannt ist. Nur brennt diesmal mein Kopf.

Ein angestrengtes Ausatmen, dann Stille. Blubbert da etwas im Hintergrund? Kocht sie gerade? Oder schaut sie sich nur eine vormittägliche Kochsendung an? Dann sitzt sie vielleicht im Wohnzimmer. Schließlich beginnt sie leise zu schluchzen. Ich stehe von der Bank auf und drücke das Telefon an mein rechtes Ohr.

»Mama? Bist du noch dran?«

Keine Antwort, nur Schluchzen. Eine Gruppe von Passanten drängelt sich an mir vorbei. Einer rempelt mich an, ich presse das Telefon noch fester ans Ohr.

»Mama, was ist denn los?«

»Mein armer Junge. Oh Gott!«

»Mama ...«

»Olaf, wie konnte das nur passieren? Ich will doch nur, dass es dir gutgeht. Dass du ein normales Leben führen kannst!«

Wahrscheinlich sitzt sie doch in der Küche auf einem der Landhausstühle, hält sich die Stirn und schüttelt den Kopf.

»Aber das wird bestimmt auch möglich sein«, sage ich. »Da kann man bestimmt was machen. Mach dir mal keine Sorgen. Der Arzt hat gesagt, dass ich da ohne Einschränkungen mit leben kann. Er hat mir auch Medikamente verschrieben.«

»Oh Gott!«, schluchzt sie. »Wie soll es denn jetzt nur weitergehen?«

Ihre Stimme klingt so überzeugend hoffnungslos, dass es mich einige Mühe kostet, meine aufkeimende Panik zu unterdrücken. Ja, denke ich, was soll jetzt eigentlich aus mir werden? Doch ich sage: »Mama! Das ist bestimmt nicht so schlimm. Bitte, mach dir keine Sorgen. Ich bin so weit okay, und man kann damit bestimmt ganz gut umgehen.« Ich weiß zwar nicht, ob das stimmt. Aber ich will sie unbedingt beruhigen. Obwohl ich sie ja eigentlich angerufen habe, damit sie *mich* beruhigt.

»Ach«, sagt sie, »ich wünschte, ich könnte dir helfen.«

Ja, Mama, das wünschte ich auch.

»O.k., Mama. Das ist nett von dir. Aber mach dir keine Sorgen. Ich melde mich, sobald ich was Neues weiß.«

So ist meine Mama. Sie macht sich mehr Sorgen um mich als ich selber. Aber oft genug ist das auch ein schönes Gefühl.

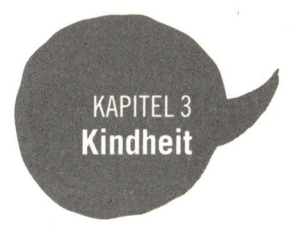

»Olaf, wieso kommst du so spät?« Meine Mutter, mein Vater und mein Bruder saßen schon in der Küche und hatten nur noch auf mich gewartet. »Kannst du nicht wenigstens pünktlich sein, wenn wir alle gemeinsam essen wollen?«

Mein Bruder blickte regungslos an die Decke. In meinem Kopf dröhnte es, und ich wusste nicht, was ich sagen sollte. Ich suchte nach einer plausiblen, harmlosen Erklärung für meine Verspätung. Aber ich hatte keinen Bus verpasst, ich hatte mich nicht verlaufen, und ich war auch nicht von irgendjemandem aufgehalten worden.

»Du schuldest uns eine Erklärung«, hörte ich meine Mutter. »Wir wollen doch bloß pünktlich essen. Ist das zu viel verlangt?« Es waren Sommerferien. Draußen war es noch immer warm. Auf dem Küchentisch standen verschiedene rohe Gemüsesorten. Dazu Wurst, Käse und Tee. Es roch nach frisch geschnittenem Brot.

Ich hatte Angst davor, meiner Mutter in die Augen zu sehen. »Tut mir leid«, nuschelte ich schließlich, setzte mich an den Tisch und griff nach einer Brotscheibe. Ich war völlig ausgehungert. Den Grund für meine Verspätung konnte ich nicht erklären. Wie soll man auch erklären, dass man nach dem Fußballspielen, anstatt nach Hause zu gehen, über eine Stunde lang alleine in einem Baum gesessen hat?

Das Fußballturnier am Nachmittag war in Bad Harzburg in den Ferien Tradition. Alle kickenden Kinder trafen sich gegen zwölf Uhr auf dem Rasen der Grundschule und liefen bis in den frühen Abend dem Ball hinterher. Es war die perfekte Sommeridylle. Wir spielten uns müde, hatten Spaß, vergaßen die Zeit und gingen abends an den Getreidefeldern vorbei nach Hause.

An diesem Tag hatte ich nur kurze Zeit im Feld gespielt und ansonsten im Tor gestanden. Das war meine übliche Position, denn ich konnte nicht besonders gut dribbeln. Dafür war ich kein schlechter Keeper. Zu Beginn der Ferien hatten wir jeden Tag neue Mannschaften gewählt, aber irgendwann standen sie fest. Wir spielten sieben gegen sieben. Den Anführer der gegnerischen Mannschaft, den Ältesten von uns allen, nannten wir Sprinter. Vielleicht lag es an seinem sportlichen Namen, vielleicht auch an seiner Größe oder an seiner Herkunft aus Ghana, jedenfalls hatten wir großen Respekt vor ihm. Er war aber auch der beste Fußballer.

Unsere Mannschaft wurde von Markus angeführt. Markus war deutlich kleiner als Sprinter. Ich kannte ihn aus der Nachbarschaft, aber nur vom Sehen. Abseits des Fußballplatzes redete er nie mit mir. Auch nach drei Stunden schweißtreibendem Fußballspiel sah er noch aus, als könnte er gleich in einem Werbeclip mit Nachwuchskickern auftreten. Smart, voller Energie und ein kleines bisschen verschwitzt.

Während ich im Tor stand, sah ich manchmal jüngere Kinder vorbeilaufen. Einige drückten sich sogar in den umliegenden Gebüschen herum. Sie warfen sehnsüchtige Blicke in unsere Richtung, und ich konnte sie gut verstehen.

Die meisten meiner Mitspieler kannte ich nicht besonders gut, doch wenn wir uns zum Kicken trafen, war das egal. Wir spielten zwar gegeneinander, aber wir waren trotzdem eine Gruppe. Bei uns gehörte jeder dazu. Es fiel nicht mal auf, dass in unserer Mannschaft auch ein Mädchen war: Ulrike.

Sie hatte vier Brüder und überhaupt kein Problem damit, sich durchzusetzen. Sie wurde fast als richtiger Junge angesehen. Und falls jemand das anders sah, wurde er bei einem kleinen, schmerzhaften »Zwiegespräch« eines Besseren belehrt.

Mein bester Freund unter den Spielern war Jan, ein guter Stürmer. Er war zwar nicht gerade schlank, aber trotzdem einer der Schnellsten. Im Gegensatz zu mir hatte er lange Haare, ansonsten unterschied uns nicht viel. Wir waren beide etwa gleich groß und beide nicht unbedingt die angesagtesten Typen in der Orientierungsstufe. Jan war ein bisschen schüchterner als ich und redete, wenn überhaupt, eigentlich nur über Fußball. Seine Begeisterung für Fußball fernab des Sportplatzes teilte ich nicht so ganz, dafür seine Vorliebe für Videogames, damals noch auf meinem NES-Toaster.

Das Turnier an diesem Tag war spannend, heiß umkämpft und extrem geil gewesen. Unsere beiden Mannschaften waren zwar einigermaßen ausgeglichen besetzt, trotzdem gewann meistens die Mannschaft von Sprinter. Einfach, weil er so gut war. Heute jedoch lief es anders. Irgendwas lag in der Luft. Wir rackerten und kämpften um jeden Ball, nahmen Sprinter in doppelte Manndeckung, und ich fischte zwei, drei Unhaltbare heraus. Schließlich hatten wir uns ein Tor Vorsprung erkämpft und wollten unbedingt gewinnen.

Der Ball lag zwei Meter vor mir auf dem Boden. Ich zögerte mit dem Abspiel, unschlüssig, ob ich ihn nach vorne dreschen oder kurz auf Jan spielen sollte. Ich wollte nur ja keinen Fehler machen.

»Her mit der Pille!«, schrie Markus von der Mittellinie.

Plötzlich kam Sprinter auf mich zugerannt.

»Weg mit dem Ding!«, rief Jan.

Ich nahm Anlauf und drosch gegen den Ball. Doch ich war plötzlich so nervös, dass ich ihn nicht richtig traf und er statt im gegnerischen Strafraum direkt vor Sprinters Füßen landete. Er nahm ihn in aller Ruhe an, lief mutterseelenallein auf mein Tor zu, holte mit dem rechten Fuß aus, und schon sauste der Ball mit einer irren Geschwindigkeit an meinen Händen vorbei ins Netz. Ausgleich. Ich fischte den Ball aus den Maschen und blickte bedröppelt in die Gesichter meiner Mannschaftskollegen.

»Kopf hoch, kann passieren«, rief Markus mir zu. Doch seine Stimme klang, als wollte er sagen: Wie blöd bist du eigentlich?

»Auf geht's, Leute, das nächste Tor entscheidet!«, schrie Ulrike, und wir klatschten uns alle noch einmal ab.

Meine Hände zitterten, als ich den Ball abschlug. Diesmal flog er weit nach vorn, und zwar direkt in den Lauf von Jan. Er sprintete die Außenlinie entlang und flankte schließlich in die Mitte, wo Markus und Sprinter zum Kopfball hochstiegen. Sah es nur so aus, oder gab Markus Sprinter einen kleinen Schubs? Jedenfalls sprang Sprinter am Ball vorbei, und Markus köpfte ihn ins gegnerische Tor. Ich reckte die Arme nach oben. Wir hatten gewonnen.

»Gut gespielt, Olaf!« Markus klopfte mir anerkennend auf die Schulter. Diesmal klang es echt, und er lächelte mich an.

Später gingen Jan und ich müde, aber glücklich nach Hause; wir mussten in dieselbe Richtung. Unterwegs legten wir jeden Abend noch einen Zwischenstopp beim Kiosk ein und kauften bei dessen chronisch mürrischem Besitzer jeder eine große Tüte Gummibärchen. Damit verkrümelten wir uns auf die Äste einer alten Linde in der Nähe und vertilgten die Beute in aller Ruhe. Hinter dem Laub waren wir vor neugierigen Blicken geschützt. Jeder von uns hatte seinen angestammten Platz auf einem bestimmten Ast. Unsere private Astgabel-Suite. Genüsslich kauten wir auf der gefärbten Gelatine herum. Was gab es Schöneres, als nach einem gewonnenen Spiel gemeinsam in einem Baum zu sitzen und Gummibärchen zu mampfen?

»Markus sollte öfter mal abspielen«, lamentierte Jan. Trotz seiner beiden Tore war er nicht ganz zufrieden mit seiner Leistung, aber ich wollte mir meine gute Laune nicht verderben lassen.

»Ist doch egal«, sagte ich. »Hauptsache, wir haben gewonnen. Ich hab ja auch ein paar dumme Fehler gemacht, aber was soll's!«

»Stimmt.« Ein paar Minuten lang schmatzten wir schweigend vor uns hin. »Deine Kopfballübungen waren übrigens mal wieder sehr lustig.« Jan lachte laut auf.

Mein Herz schlug plötzlich wie wild. »Was für Kopfballübungen denn?«, fragte ich, als hätte ich ihn nicht richtig verstanden. Doch in Wirklichkeit wusste ich genau, worauf das Gespräch hinauslaufen würde.

Wenn ich im Tor stand, der Ball weit in der gegnerischen Hälfte war und keine unmittelbare Gefahr drohte, wurde mir nämlich zuweilen langweilig. Und dann machte ich manchmal ruckartige Bewegungen mit dem Kopf. Sie geschahen fast wie von selbst, ohne dass ich es wollte. Mein Kopf zuckte nach links, nach rechts, nach vorne und wieder zurück. Es war nicht schlimm, und es tat nicht weh, aber aus irgendeinem Grund hatte ich Angst, dass es jemand bemerken könnte. Schließlich machte keiner von den anderen solche Bewegungen. Ich hoffte dann immer, dass niemand auf das achtote, was der Torwart hinten im Feld tat. Tatsächlich hatte auch noch nie jemand etwas gesagt.

»Du weißt schon, wenn du im Tor stehst und nichts zu tun hast. Dann machst du immer so Kopfbewegungen.« Jan lachte wieder und ahmte mich nach, indem er seinen Kopf ruckartig vor und zurück schnellen ließ. So von außen sah die Bewegung wirklich sehr seltsam aus. Ich schwieg.

»Ulrike hat gesagt, du machst bestimmt Kopfballübungen, und Markus findet das auch immer total witzig.«

»Aha«, sagte ich.

»Hast du ihn denn nicht lachen gehört?«

»Nein. Und was hat Markus sonst noch so gesagt?«

»Markus? Ach, nichts ...«

»Nun sag schon!«

Jan zögerte einen Moment. »Der meinte, du gehörst in die
Klapse.« Er kicherte künstlich, als wäre das bloß ein abwe-
giger Scherz.

Mir wurde flau in der Magengegend. Plötzlich hatte ich
Angst, vom Baum zu fallen. Mit beiden Händen hielt ich
mich an einem dicken Ast fest. Ich wollte lachen und mit
den Schultern zucken, aber alles in mir fühlte sich starr und
hilflos an.

Markus hatte es also bemerkt. Genau wie Jan und Ulrike.
Sie alle hatten es bemerkt. Ich hatte immer gewusst, dass die
Bewegungen irgendwie komisch waren, aber bis jetzt hatte ich
geglaubt, es würde niemandem auffallen. Ich hatte geglaubt,
es wäre nicht schlimm, wenn ich zwischendurch ein bisschen
zuckte. Aber das stimmte nicht. Es war schlimm, und alle
wussten es. Hatte Markus etwa recht? War ich nicht ganz richtig in der Birne? Wem hatte er sonst noch davon erzählt?

Wir saßen noch eine Weile schweigend im Baum, dann
stiegen wir hinunter und machten uns auf den Heimweg.

»Aber wie du den einen Schuss von Sprinter gehalten
hast, das war richtig gut«, sagte Jan.

Anstatt zu antworten, blieb ich stehen. »Ich muss noch
was in der Kaufhalle besorgen«, sagte ich. Jan hob zum Abschied kurz den Arm.

Aber ich ging nicht in die Kaufhalle, sondern zurück zu
der alten Linde. Ich kletterte wieder hoch und setzte mich
auf den gleichen Ast wie vorher. Der Wind bewegte die Blätter. Mit einem Mal fühlte ich mich sehr allein. Wieso konnte

ich nicht einfach ruhig im Tor stehen wie jeder normale Torwart auch? Wieso war ich der Einzige, der diese seltsamen
Bewegungen machte? Dachten die anderen genauso über
mich wie Markus?

Die meiste Zeit jedoch dachte ich komischerweise an einen Wolf. Ich weiß nicht, woher das Bild kam, vielleicht aus
einer Tierdoku. Es war ein zahmer Wolf, der unter den Menschen aufgewachsen ist und sich mit ihnen angefreundet
hat. Doch eines Tages reißt er ein Schaf und wird von den
Menschen, die bis dahin seine Freunde waren, in die Wildnis verstoßen. In meinem Hals wuchs ein Kloß heran. Ich
schaute durch die Blätter und dachte: Ich bin anders als ihr,
ich gehöre nicht hierher, ich gehöre nicht zu euch. Ich gehe
zurück in die Wildnis. Aber ich wusste nicht, wo meine
Wildnis war. Also blieb mir nur der Baum.

Ich saß noch lange auf dem Ast, blickte über die Felder
und hörte auf den Wind. Es war nur der Hunger, der mich
schließlich hinuntersteigen ließ. Es dämmerte schon fast, als
ich am Einkaufszentrum vorbei nach Hause ging.

Die Stimme meiner Mutter holte mich an den Abendbrot-
tisch zurück. »Du solltest dir die Nase putzen. Das Geschnie-
fe ist ja nicht zu ertragen.«

Ich blickte sie verständnislos an.

»Putz dir bitte die Nase!«

Mir ging ein Licht auf. Ich hatte wohl wieder geschnieft,
während ich in Gedanken gewesen war. Keine Ahnung, wieso. Es war genau wie mit dem Kopfzucken. Es passierte einfach. Ich tat es nicht, um jemanden zu ärgern oder weil ich
zu faul war, mir ein Taschentuch zu holen. Es war einfach
ein innerer Drang. Ich musste es tun. Jede Ermahnung meiner Eltern und jeder Versuch meinerseits, diesen Drang zu
unterdrücken, führte lediglich dazu, dass er stärker wurde.

»Versuch doch vielleicht …«, sagte meine Mutter.

»Machst du das extra?«, mischte mein Bruder sich auf einmal lautstark ein.

»Nein!«, entgegnete ich und beugte mich zu ihm hinüber. »Ich mache das *nicht* extra. Ich kann das nicht …«

»An der Bushaltestelle redet man schon über dich«, raunte er mir leise zu. Ich war nicht sicher, ob meine Eltern die Bemerkung mitbekommen hatten.

Dort also auch, schoss es mir durch den Kopf. Alle wussten es. Alle hielten mich für verrückt. Abrupt stand ich auf und lief hoch in mein Zimmer.

»Olaf, geh dir bitte die Nase putzen, und dann komm zurück in die Küche«, rief meine Mutter mir beschwichtigend hinterher.

Die Bushaltestelle. Mein Bruder meinte die, an der wir bei schlechtem Wetter, wenn man nicht radeln konnte, gemeinsam auf den Bus warteten, um zur Schule zu fahren. Er zum Gymnasium, ich zur Orientierungsstufe. Unsere Mutter schickte uns immer mindestens eine Viertelstunde früher los, obwohl die Haltestelle kaum zweihundert Meter entfernt war. Also warteten wir immer ziemlich lange. Und manchmal, wenn mir das Warten zu lang wurde, zuckte ich mit dem Kopf. Wie im Tor. Und manchmal sogar dann, wenn andere Kinder da waren. Es war mir unangenehm, aber es war wie mit dem Schniefen: Ich konnte nichts dagegen tun, es passierte einfach.

Die Worte meines Bruders hatten mir einen Schock versetzt. Die Busfahrten, die ich immer so gemütlich gefunden hatte, würden von jetzt an die reinsten Horrortrips werden. Bei jedem Tuscheln, bei jedem Blick würde ich mich nun fragen, ob die anderen über mich redeten und lachten.

Das war alles zu viel für mich. Ich knallte die Tür hinter mir zu, schaltete meine Stereoanlage ein und fütterte den

CD-Player mit der Maxi-CD meines aktuellen Lieblingssongs »Cotton Eye Joe« der Band Rednex. Dieses Lied hatte mich bis jetzt noch immer beruhigt. Ich drehte die Lautstärke auf. Ich wollte am liebsten meinen Kopf durchblasen, alles vergessen und mit ein paar lustigen Cowboys in einer alten Scheune eine Party feiern, wie in dem Video zu dem Song. Auf der Tanzfläche zwischen den Cowboys wären meine Zuckungen niemandem aufgefallen. Im Gegenteil. Die Cowboys hätten mich angefeuert und mir zugejubelt.

Ich hockte mich auf den Fußboden und lehnte mich gegen die Bettkante, während der Country-Techno durch mein Zimmer schallte.

Doch die Geschehnisse des Tages ließen mich nicht los. Meine Gedanken kreisten um die immer gleichen Fragen: Wieso hatten plötzlich alle was an mir auszusetzen? Was hatte ich denn getan? Ich hatte doch mit niemandem ein Problem. Aber wieso hatten dann alle ein Problem mit mir?

In diesem Augenblick sauste mein Kopf zweimal von vorne nach hinten und von links nach rechts. Völlig automatisch. Ich konnte nichts dagegen tun. Ich kam mir vor wie eine Marionette. Aber wer, verdammt noch mal, zog an den Fäden?

Ich kauerte mich neben das Bett und spannte meine Halsmuskeln mit aller Kraft an, doch schon wieder sauste mein Kopf nach vorn. Mit einem Mal wurde ich wütend. Wieso spielte mein eigener Kopf mit mir Pingpong? Wieso gehorchte mir meine blöde Rübe nicht?

Bevor mein Kopf sich erneut selbständig machen konnte, gab ich mir eine Ohrfeige. Die erste nur sanft, die zweite gleich doppelt so fest. Es klatschte laut. Aber mein Kopf zuckte trotzdem weiter hin und her. Wieder schlug ich mir ins Gesicht. Mein eigener Körper fühlte sich fremd an, wie ein ungehorsames kleines Tier, das ich bestrafen musste.

»Hör auf!«, rief ich in mein leeres Zimmer. »Hör auf damit! Hör endlich auf!«

Mein Kopf zuckte trotzdem weiter, und wieder schlug ich zu. Das da drin sollte endlich aufhören, mich vor allen zu blamieren. Jetzt sofort. Das Lied »Cotton Eye Joe« steigerte sich zu einem wilden Crescendo, und als es vorbei war, schlug ich noch einmal zu. Einen Moment lang hörte ich nur das Klatschen meiner eigenen Hand auf meinem Gesicht. Meine Wange schmerzte und fühlte sich glühend heiß an, aber das war mir völlig egal. Ich stand auf und drückte wieder auf »Play«.

»Verdammt, Olaf! Wie lange brauchst du denn noch?«

Während mein Mitbewohner Tom von außen gegen die Badezimmertür hämmert, stehe ich nackt vor dem Spiegel und komme mir wieder einmal vor wie die Hauptperson in einem Horrorfilm. Was ist gestern Abend eigentlich schiefgelaufen?

»Ich brauche noch ein bisschen!«, rufe ich durch die Tür.

»Kannst du dich nicht beeilen?«

»Nein!«

»Ertränkst du dich in der Badewanne, oder was?«

»Natürlich nicht! Ich brauche nur noch ein paar Minuten!«, rufe ich wieder und denke: vielleicht auch ein ganzes verdammtes Leben. Ich schiebe mein Gesicht gruselig nah an den Spiegel. Wer ist das da in mir drin? Ein Dämon, ein kleines Teufelchen? Ein harmloser Mitbewohner? Ein kleines Kind, das um jeden Preis Aufmerksamkeit will? Oder bin ich das?

Seit der Diagnose hat »das da drin« zwar endlich einen Namen. Ich weiß, dass ich nicht verrückt bin. Ich habe eine Erklärung für mein Verhalten. Aber daran, dass mir die Tics wahnsinnig peinlich sind und ich meistens versuche, sie zu unterdrücken, daran hat die Diagnose überhaupt nichts geändert. Und auch nicht das Medikament, das der Neurologe mir verschrieben hat. Außer dass ich mich immer ein bisschen müde fühlte, hatte es eigentlich überhaupt keine Wirkung.

Die Tics selbst sind schon eine Qual. Wer schreit schon gerne in seinem Zimmer herum, wenn er es gar nicht will? Aber zusätzlich muss ich mich noch dauernd damit auseinandersetzen, wie andere Menschen auf mich reagieren. Ich bin ständig auf beides gleichzeitig fixiert: auf meine Tics und auf meine Umgebung. Darauf, was ich ticce, und darauf, wer meine Tics mitbekommt. Oft kann ich mich auf nichts anderes konzentrieren. Bin ich irgendwo unter Leuten, habe ich zuweilen Angst, dass mal jemand nicht nur mit leisem Befremden auf mein Verhalten reagiert, sondern es mit Beschimpfungen, Gelächter oder handfest mit seinen Fäusten beantwortet.

Vor ein paar Tagen habe ich in der U-Bahn eine beleibte, unsportlich wirkende Frau mit »Na, du fette Sau!« begrüßt. Einfach so. Sie hat mich erst schockiert, dann traurig angesehen und keinen Ton gesagt. Ich war über mich selbst so erschrocken, dass ich an der nächsten Station ausgestiegen bin. Das war schon schlimm genug, gleichzeitig frage ich mich aber auch, was passiert wäre, wenn ich stattdessen den muskelbepackten Schrank zwei Abteile weiter angeticct hätte. Ich weiß nicht, ob die Erklärung »Ich habe Tourette, ich kann nichts dafür« ihn wirklich besänftigt hätte.

Im Spiegel begutachte ich jeden Zentimeter meines Gesichts. Eigentlich bin ich ganz zufrieden mit meinem Äußeren. Ich sehe ziemlich normal aus, schwimme regelmäßig und bin gut gebaut. Ich wohne in einer normalen Männer-WG, esse jeden Morgen meine Cornflakes, dusche normal häufig und putze mir ganz normal die Zähne.

Aus dem Studentenwohnheim bin ich mittlerweile ausgezogen. Die meist ausländischen Studenten, die dort leben, können zwar ganz unterhaltsam sein, wenn es einem gutgeht. Wenn man aber gerade Halt und Zuversicht braucht, verunsichern einen die fremden Sprachen und Gepflogenheiten. So war es zumindest bei mir. Wochenlang verschanzte ich mich dort in der eigenen Bude, bis ich merkte: So kann es nicht weitergehen. Ich brauchte Veränderung. Vor allem brauchte ich sozialen Kontakt mit Menschen, die ungefähr auf meiner Wellenlänge waren.

Also meldete ich mich zu einem »WG-Casting« für ein Zimmer im sogenannten Studidorf, was erstaunlich gut lief. Das Studidorf gilt so ziemlich als angesagteste Bleibe unter Bochumer Studenten. Zweistöckige Gebäude stehen rund um einen zentralen Platz, auf dem regelmäßig gegrillt und Party gemacht wird. Die Wohnungen haben große Fensterfronten, die viel Licht hereinlassen. Obwohl ich extrem nervös war, hatte ich meine Tics bei dem Vorstellungsgespräch einigermaßen unter Kontrolle. Trotzdem beschloss ich, meine künftigen Mitbewohner von vornherein über mein Tourette-Leiden aufzuklären. Irgendwann würden sie es sowieso erfahren. Sie sagten, sie hätten mit Tourette kein Problem, und ließen mich sofort einziehen. Vielleicht lag es aber auch an dem Kasten Bier, den ich zum Casting mitgebracht hatte.

Wenn er nicht gerade dringend aufs Klo muss, ist Tom ein ziemlich entspannter BWL-Student, der aber eher wie ein Sozialarbeiter aussieht. Tenacious-D-Fan, Hobbygitarrist und auf dem Kopf ziemlich wenig Haare. Außerdem dreht er sich abends gern eine Tüte.

Der zweite Mitbewohner ist Matthias, ein recht aufgeräumter, bisweilen fast spießiger Typ, der dafür eigentlich nie nervt, immer ein freundliches »Hallo« auf den Lippen hat und die meiste Zeit ohnehin nicht da ist, weil seine Freundin in Berlin wohnt und er seine Abschlussarbeit bei ihr schreibt.

Daneben gibt es eine unüberschaubare Anzahl temporärer

Mitbewohner, die zu jeder Tages- und Nachtzeit auftauchen und wieder verschwinden können. Bei ihnen handelt es sich um Toms Partypersonal, denn Tom lässt es regelmäßig krachen.

Meine Tics haben sich in der WG bisher angenehm zurückgehalten, und meine Mitbewohner sind diesbezüglich ohnehin tolerant. Keiner sagt etwas, wenn ich ab und an ein »Heil Hitler!« durch den Flur brülle.

Ich habe mir diesen Tic angewöhnt, seit ich intensiv darüber nachgedacht habe, dass es diese eine South-Park-Folge war, die mich letztlich auf den Trichter »Tourette« gebracht hat. Am Anfang war der Tic die Hölle. Inzwischen nehme ich ihn kaum noch wahr. Dafür nehme ich Rücksicht, wenn Tom seine Gitarre mehr schlecht als recht malträtiert oder irgendwelche Kumpels von ihm tagelang bei uns auf der Couch abhängen. Zum Beispiel Philipp, ein kontaktfreudiger Nerd, der direkt nebenan wohnt und dessen Zimmer an meines grenzt. Als wir uns zum ersten Mal begegnet sind, kam er auf mich zu und meinte: »Hi, ich wohne genau neben dir. Ich weiß übrigens, dass du Tourette hast, aber mach dir mal keine Sorgen. Für mich ist das kein Problem! Echt nicht!«

Ich wünschte, mir ginge es genauso. Seit einiger Zeit zwinge ich mich immerhin, mindestens einmal am Tag zu einer festgelegten Uhrzeit vor die Tür zu gehen. Meist gehe ich dann einkaufen, manchmal mache ich Spaziergänge, und an guten Tagen treffe ich mich mit Freunden. So will ich mir langsam ein dickes Fell antrainieren.

Trotzdem, es kostet mich unglaubliche Überwindung. Öffentlich zu ticcen, das kommt mir in den Wochen nach der Diagnose ungefähr so vor, wie einer schönen Frau in Gegenwart ihres Türsteher-Freundes zu eröffnen, dass ich gerne mit ihr schlafen würde. Manchmal, wenn ich im brechend vollen Uni-Center stehe, das Kribbeln spüre und am liebsten eine Tic-Salve nach der anderen loslassen würde, kriege ich kalte Füße. Mein Herz rast, und ich komme mir vor wie ein kleiner Junge auf dem Zehnmeterbrett. Wie soll ich das jemals schaffen? Manchmal fange ich dann an zu heulen. Mitten in der Fußgängerzone kommen mir die Tränen.

Aber manchmal gibt es auch Erfolgserlebnisse. Vor allem dann, wenn ich meine Phantasie spielen lasse. Vor ein paar Tagen bin ich, als ich durch die Fußgängerzone lief, ein paarmal in die Luft gesprungen. Einfach so. Als das Kribbeln kam, habe ich mir vorgestellt, ich wäre Super Mario, der gerade eine Münze aus einem Steinblock prügeln will. Ich redete mir einfach ein, dass das niemandem auffallen würde. Ich schaute aber auch niemandem in die Augen. Und siehe da: Auf einmal fühlte ich weniger Scham und musste nicht mehr ganz so oft in die Luft springen.

Dieses Gefühl möchte ich stückchenweise auf alle anderen Situationen übertragen. Um mich wieder irgendwie normal zu fühlen.

»Aber bist du überhaupt normal?«, sage ich leise zu meinem Spiegelbild. »Warum musst du dann Geräusche machen, als wärst du ein Monster? Warum leckst du Bierflaschen auf WG-Partys ab? Geht es nicht eine Nummer kleiner? Willst du für den Rest deines Lebens angestarrt werden wie eine Zirkusattraktion? Stehst du vielleicht sogar da drauf? Und was war das eigentlich gestern Abend für eine Nummer?«

Ich betrachte mein Gesicht und spüre, wie ich die Faust balle. Der gestrige Abend, ja. Ein echter Abtörner. Dabei hatte alles doch so gut angefangen.

Ich war zum ersten Mal seit der Diagnose richtig ausgegangen, mit ein paar Kumpels ins »Riff«, Bochums Ausgehadresse Nummer eins, wenn es um Rock und Charts geht. Auf der Tanzfläche hatte ich mich genauso verrückt und ausgelassen bewegt wie alle anderen auch. Das Licht flackerte in allen möglichen Farbspektren, um mich herum tanzten die unterschiedlichsten Leute, und zusammen mit dem Alkohol in meinem Blut vermischte sich das alles zu einem Eindruck, als hätte jemand einen Regenbogen in die Luft gejagt. Bei den Liedern von »Wir sind Helden« fühlte ich mich seit langer Zeit wieder einmal fast völlig frei.

Wenn mir eine Hand mal im Tic nach oben schnellte, dann fiel das niemandem auf. Die meisten tanzten hier sowieso, als hätte man ihre Genitalien an einen Stromkreis angeschlossen. Ich ticcte im Takt. Meine Taktik: ein Takt-Tic.

Ich fühlte mich so euphorisch, dass ich es sogar fertigbrachte, die hübsche junge Frau anzusprechen, die schon seit einiger Zeit in meiner Nähe tanzte. Ich arbeitete mich tanzend zu ihr vor, beugte mich vor, sah ihr direkt in die Augen und rief ziemlich laut: »Hey! Grüß dich!« Da sie sich nicht sofort abwandte, fragte ich sie schnell, ob sie auch eine Pause brauche und ich sie auf ein Bier einladen dürfe.

»Gerne«, entgegnete sie, überhaupt nicht überrascht oder gekünstelt. »Ist echt warm hier.« Sie lächelte und sagte, sie heiße Sabine.

Während wir an der Bar auf unser Beck's warteten, begann der übliche Small Talk. Die Musik war hier nicht ganz so laut, deshalb konnte man sich viel besser unterhalten als auf der Tanzfläche. Hier hatte ich aber leider auch keine Möglichkeit, meine Tics zu kaschieren.

»Und was treibst du so?«, fragte Sabine irgendwann.

»Ich studiere Sport und Germanistik«, sagte ich. »Und du?«

»Ich studiere Chemie.« Das überraschte mich. Mit ihrer Miss-Sixty-Hose, den Chucks und dem Sex-Pistols-Shirt sah sie für mich eher nach Pädagogik oder Philosophie aus.

»Ach, guck«, rief ich. »Ist das nicht langweilig? Ich fand

Chemie in der Schule ja immer ein bisschen trocken.« Die Worte rutschten mir einfach so heraus. Ich wollte eigentlich viel freundlicher zu ihr sein.

»Wenn's langweilig wäre, würde ich es ja nicht studieren, oder?«

»Stimmt. Aber manche Leute suchen sich ihre Fächer auch einfach danach aus, wo sie später am meisten Geld verdienen können. Oder ihnen fällt nichts Besseres ein.«

Wieder sah sie mich befremdet an. »Also, hältst du mich jetzt für ideenlos, oder was?«

»Nein, natürlich nicht.« Ich schaute auf den Boden. Ein idealer Gesprächsverlauf war das nicht. Und ich spürte, wie das Kribbeln in meiner Brust stärker wurde. Ich begann kleine akustische Brabbler in das Gespräch einzustreuen. Ich bemerkte sie gar nicht so richtig. Sabine dagegen schon.

»Was sind das eigentlich für Geräusche, die du da immer machst?«, fragte sie ehrlich interessiert.

»Wieso?«

»Dieses Brabbeln.«

»Ach so, das. Ich dachte, das hörst du nicht. Ich hatte eigentlich gehofft, dass das in der lauten Musik untergeht.«

»Klar höre ich das. Ich bin ja nicht taub.«

Geh offen damit um, sagte ich zu mir selbst. Das war doch der Plan. Ich sah sie also ruhig an und sagte: »Ich habe das Tourette-Syndrom.«

Sofort hellte sich ihr Gesicht auf. Nun schien ihr Interesse geweckt zu sein, und sie bombardierte mich mit Fragen über die Krankheit. Ist das heilbar? Wird das vererbt? Wie ist das im Alltag? Wie viele haben das denn? Besonders interessierte es sie, »wie sich das anfühlt, wenn du ticcst«.

Mir schmeichelte zwar ihr Interesse, aber gleichzeitig kam ich mir vor wie ein Testobjekt. Eigentlich wollte ich sie doch verführen. Ich wollte sie küssen und mit zu ihr nach Hause gehen. Oder so was in der Art. Aber jetzt saß ich da wie ein

Frosch, der von ihr seziert wurde, und dieses Gefühl verstärkte meine Tics immer mehr.

»Also, denkst du dann immer das, was du ticcst?«

»Das ist schwer zu erklären.«

»Na, aber, spürst du das irgendwie bewusst?«

»Irgendwie ja, aber ... Du blö...« Ich hielt mir die Hand vor den Mund.

»Was?«

»Glot...«

»Wieder nicht verstanden. Sag's noch mal.«

»Schau nicht ..., blöde ...«, murmelte ich leise und wie zur Entschuldigung. Als müsste ich sie erst um Erlaubnis fragen, bevor ich sie beleidige.

»Also, merkst du das dann immer im selben Moment, wenn du diese Geräusche machst?«

»Glotz nicht so, blöde Chemietusse.« Jetzt war's raus.

Sie erstarrte. »Was? Spinnst du?«

»Ich mein das nicht so.«

»Wie?«

»Du hast mich doch gefragt. Ich denke das nicht, wenn ich es sage. Ich meine es nicht.«

»Wieso beleidigst du mich dann?«

»Es ist meine Krankheit. Das sage ich ja. Ich kann nichts dafür.«

Sie verschränkte die Arme und sah zur Tanzfläche hinüber. Sie schien ernsthaft beleidigt zu sein. Ein paar Minuten lang saßen wir schweigend nebeneinander.

»Was hast du eigentlich für Hobbys?«, versuchte ich es schließlich.

Mit sichtbarer Überwindung drehte sie sich wieder zu mir, sah mir aber nicht in die Augen. »Bitte versteh das jetzt nicht falsch. Ich finde dich echt sympathisch. Du bist perfekt. Wenn du nur kein Tourette hättest, aber damit ...«

»Ja?«

»Ich komm damit grad irgendwie nicht klar.« Wieder sah sie ziemlich lange auf die Tanzfläche. »Also, ich werd dann jetzt mal gehen ...« Sie lächelte nervös und rutschte vom Barhocker. Mir fiel die Kinnlade runter.

In Zeitlupe sah ich sie weggehen. Ich war völlig perplex.

Eine halbe Stunde später traf mich die Traurigkeit mit solcher Wucht, dass ich allein nach Hause ging, ohne mich von meinen Freunden zu verabschieden.

»Wenn du nur kein Tourette hättest«, äffe ich sie vor dem Spiegel nach. Wenn, hätte, wäre. »Hätt der Hund nicht geschissen, hätt er den Hasen gefangen.« Wieder so ein Satz aus meiner Kindheit, den ich nicht aus dem Kopf kriege.

»Aber du hast Tourette«, sage ich zu meinem Spiegelbild. *Ich* habe Tourette. Ich bin nicht normal. In den Augen der meisten Menschen jedenfalls. Ich bin nicht so, wie man sein soll. Ich bin anders. Ich beleidige Frauen, ohne dass ich es will. Wer möchte schon in den ersten fünf Minuten nach dem Kennenlernen als »blöde Tusse« bezeichnet werden? Wer hält so was aus, und wie soll ich jetzt jemals wieder unbefangen auf eine Frau zugehen? Wenn mir dann sofort wieder so was rausrutscht? Und wenn ich künftig Angst davor habe, die Frau zu beleidigen, dann wird der Drang, genau das zu tun, nur umso stärker sein. So ist es immer mit diesen Tics. Scheiß Teufelskreis.

Dr. Wackeldackel versucht, in Absprache mit dem Neurologen, meine Tics mit Pillen in den Griff zu kriegen. Alle paar Wochen verschreibt er mir ein Medikament, alle paar Wochen suche ich ihn auf und berichte, ob mir das Medikament »komisch« vorkam oder nicht. Und wenn es mir komisch vorkam, probiert er eine neue Medikation an mir aus. Für den Wackeldackel ist die Sache klar. Seiner professionellen und ziemlich simplen Meinung nach müssen wir einfach nur das richtige Medikament finden. Irgendein hochpotentes Neuroleptikum, das die Tics mit der richtig gemischten Chemiekeule in die Flucht schlägt. Dann bin ich sozusagen geheilt. Ohne Tics auch kein Tourette. Alles nur eine Frage der Dosierung.

Vor ein paar Wochen hat er mir ohne Vorwarnung das Medikament Haloperidol, auch Haldol genannt, verschrieben. Das klingt nicht nur verdächtig nach Hölle, es fühlte sich auch so an. Zwar war Haldol tatsächlich hochwirksam. Ich ticcte weniger. Bereits eine Woche nachdem ich das Präparat erstmals eingenommen hatte, sank meine Tic-Frequenz fast auf null.

Das Problem aber war: Der Drang zu ticcen existierte trotzdem weiter. Das mittlerweile allzu vertraute Kribbeln im Solarplexus war immer noch da, nur hatte mir das Haldol einen Korken verpasst. Ich wollte ticcen, konnte aber nicht. Ich war eine geschüttelte Sektflasche, ich prickelte und vibrierte, ich stand kurz vor der Explosion. Nur blieb der Korken unverrückbar und schmerzhaft in meinem Hals stecken.

Ich wachte frühmorgens schweißgebadet und todmüde auf, konnte kaum atmen, hatte aber gleichzeitig den Drang, einen Halbmarathon zu laufen. In meiner Brust war ein Brennen, ich war voller Energie, Wut, Aggression und Schwindel. Trotzdem lag ich stundenlang wie ein Toter auf dem Bett und starrte die Wände in meinem Zimmer an, wobei mir das Coca-Cola-Poster mit dem Polarbären unglaublich vielschichtig und zugleich furchtbar kitschig vorkam. Ich wusste nicht, ob ich mich gleich übergeben würde. Es fühlte sich grausam an.

Erst sagte ich mir: Sei doch kein Weichei! Reiß dich zusammen! Durch die paar Nebenwirkungen musst du jetzt eben durch. Irgendwann wird es besser, und dann hat sich die Qual gelohnt. Aber Haldol blieb zwei Wochen lang immer die gleiche Hölle.

Als ich es schließlich auf eigene Faust absetzte und meinem Arzt dieses schreckliche eingekorkte Gefühl beschrieb, da nickte er nur und stellte mir ein anderes Rezept aus: »Haloperidol ist also nichts für Sie?«

»Es ist die Hölle.«

»Gut«, meinte er, »dann war das vielleicht etwas zu heftig.«

»Haben Sie noch was anderes?« Ich kam mir vor wie ein Junkie, der seinen Dealer um besseres Zeug anbettelt.

»Natürlich. Nehmen Sie doch als Nächstes, einen Moment, äh, dieses hier.«

»Und werde ich damit besser klarkommen?«

»Das kann ich Ihnen leider nicht sagen. Probieren Sie es einfach aus.«

»Okay«, sagte ich resigniert.

»Und wenn Sie noch Fragen zur Dosierung haben oder wenn Ihnen irgendetwas komisch vorkommt ...«

Die Rezepte von Dr. Wackeldackel sind wie eine Mischung aus Teleshopping und russischem Roulette. Und das Schlimmste ist: Jedes Mal keimt wieder diese verzweifelte Hoffnung in mir auf, dass mit dem neuen Medikament plötzlich alles anders wird. Eine vergebliche Hoffnung, wie mir der gestrige Abend wieder einmal gezeigt hat.

Ich drücke mein Gesicht mit den Händen zusammen. Im Spiegel sehe ich den Duschkopf hinter mir, er hängt ein wenig schräg in der Halterung über der Badewanne. Und da spüre ich es. Stärker, viel stärker als je zuvor. Bedrohlicher. Meine Krankheit meldet sich mit aller Kraft, bedrängt mich. Ich bekomme Angst.

Es ist wie ein innerer Dialog, nur ohne Worte.

»Du weißt schon, was ich will!«

»Nein!«

»Bist du schwer von Begriff?«

»*Lass mich!*«

»*Beiß dich, Olaf!*«

»*Nein! Wieso sollte ich mich beißen?*«

»*Tu's einfach. Ich weiß doch, dass du es willst.*«

»*Nein.*«

»*Ach, komm schon, ein kleines Stückchen Haut abbei-ßen, das tut doch nicht weh. Mir zuliebe. Oder leck an der Fliese neben dem Spiegel. Bitte, Olaf.*«

»*Sei still!*«

»*Leck einmal kurz an der Fliese! Das schmeckt bestimmt interessant!*«

Ich strecke die Zunge heraus, nähere mich der Wand und lecke quer über die weiße Fliese. Es schmeckt nach Staub.

»*Jaaa! Lecker, oder?*«

»*Ekelhaft!*«

»*Hab dich nicht so. Und übrigens: Die Alte gestern, das war doch wirklich eine blöde Tussi. Das war es doch, was du die ganze Zeit gedacht hast. Das warst doch du, Olaf. Das war nicht ich. Das hast du doch selber gedacht.*«

Ich habe das Gefühl, gleich durchzudrehen. Ich steige in die Badewanne und drehe das kalte Wasser auf. Die eiskalten Tropfen auf meiner Haut fühlen sich an wie Gewehrsalven, aber wenigstens lenken sie mich von dem inneren Druck ab. Es prickelt angenehm auf meinen Schultern, als ich das Wasser wärmer stelle.

»*Nicht so schnell, Olaf! So einfach trickst du mich nicht aus!*«

»*Was?*«

»*Heißer! Dreh das Wasser heißer!*«

Ich gehorche und verbrühe mir leicht die Haut. Dann kann ich es nicht mehr aushalten und drehe die Temperatur wieder herunter.

»*Haha! Gut gemacht! Weiter so!*«

»*Bist du jetzt zufrieden?*«

»Noch nicht ganz. Du hast mir doch etwas versprochen. Du wolltest dich doch noch ein kleines bisschen beißen.«

»Nein.«

»Na los, trau dich! Schönheit ist total oberflächlich. Zerstöre sie! Schmerzen können außerdem richtig schön sein! Probier's aus! Bitte, Olaf! Tu mir den Gefallen! Beiß dich! Vorher lass ich dich nicht in Ruhe.«

Ich kann nicht anders. Während das Wasser über meinen Körper läuft, kneife ich mir leicht in den Bizeps.

»Jaaa! Das ist gut! Aber das reicht noch nicht! Mehr!«

Ich kneife noch mal an derselben Stelle. Diesmal stärker und mit vollem Fingernageleinsatz.

»Genau! Noch mehr! Ich will deine Zähne spüren!«

Plötzlich hebe ich meinen Arm, klemme etwas Haut zwischen die Eckzähne und beiße zu. Es ist nicht direkt so, dass ich wie ein Zombie ein Stück Fleisch aus mir herausbeiße. Aber es fühlt sich an, als hätte mir jemand einen Tacker auf den Bizeps gehalten und abgedrückt. Mein Arm blutet. Der Schmerz ist explosiv, verschwindet aber glücklicherweise schnell wieder. Das Blutopfer genügt offenbar. In mir ist es still. Fürs Erste jedenfalls.

Ich lasse noch einmal kaltes Wasser über mein Gesicht laufen, dann wickele ich mir ein Handtuch um die Hüften und drehe den Schlüssel um.

»Frei!«, rufe ich in den Flur. *»Hier ist jetzt alles frei.«*

»Müdigkeitserscheinungen, Sprachstörungen, orthostatische Dysregulation, Sitzunruhe, Erregungszustände bis hin zur allgemeinen Verwirrtheit.« Das alles lese ich auf dem Beipackzettel von Wackeldackels neuem Wundermittel. Ich kratze mich am Kopf. Sind das nicht teilweise genau die Symptome, gegen die ich das Zeug schlucken soll?

Wenn man das Medikament googelt, stößt man auf noch gruseligere Dinge: »Seit ich das nehme, kann ich überhaupt nicht mehr schlafen«, schreibt jemand in einem Forum. Ein anderer meint: »Auf dem Zeug bin ich völlig durchgedreht und hab fast meinen eigenen Hund mit der Kehrschaufel erschlagen. Kann ich wirklich niemandem empfehlen.«

Die Nebenwirkungen der Medikamente, die mir mein Hausarzt verschreibt, machen mir inzwischen echt zu schaffen. Jedes neue Präparat muss ich mindestens zwei bis drei Wochen nehmen, bevor sich sagen lässt, ob es wirkt oder nicht. Und wenn nicht, dann dauert es mindestens noch mal genauso lange, das Zeug langsam wieder aus meinem Körper auszuschleichen. An so etwas wie Alltag ist bei dem Stress überhaupt nicht mehr zu denken.

Nach dem achten Medikament, das mir nicht hilft, sondern mich stattdessen wochenlang außer Gefecht setzt, treffe ich eine Entscheidung: Es ist zwar schwer, die Hoffnung auf eine plötzliche Heilung durch die richtige Pille aufzugeben, aber noch mehr leiden will ich auch nicht. So kann es nicht weitergehen. Ich muss mich nach anderen Therapiemöglichkeiten umsehen.

Das Thema Selbsthilfegruppe fällt mir wieder ein. Damals beim Neurologen hatte ich gedacht, er wolle mich auf den Arm nehmen, als er mir empfahl, mich mit anderen Betroffenen auszutauschen. Doch Wackeldackels Teufelszeug hat mich so mürbe gemacht, dass ich nach jedem Strohhalm greife.

Auf www.tourette.de, der zentralen Anlaufstelle für Tourette-Patienten in Deutschland, melde ich mich als offiziell anerkannter Tourette-Kranker an. Bisher war ich dort unter falschem Namen unterwegs, weil ich mich trotz Diagnose nicht outen wollte und irgendwie noch immer die Hoffnung hegte, der Spuk würde bald wieder vorbei sein. Jetzt ist es also amtlich – es fehlt eigentlich nur noch die bunte Clubkarte mit einem zuckenden Hologramm von mir, und ich komme mir vor wie bei den Anonymen Alkoholikern.

Bald verbringe ich ganze Tage auf der Seite. In Foren kommentiere ich die Erzählungen anderer Menschen, die auch an Tourette leiden und berichten, welchen Schwierigkeiten sie im Alltag begegnen: Ablehnung, Unverständnis, der Kampf mit Nebenwirkungen, Probleme bei der Jobsuche, Beziehungsstress – die Liste scheint endlos zu sein.

Schließlich erzähle ich im Forum von meiner eigenen Situation und der untypischen, weil späten Diagnose. Vieles, was ich beschreibe, kommt anderen bekannt vor und veranlasst sie zu allgemeinen Ermutigungen oder medizinischen Ratschlägen, sie steuern hilfreiche Links bei oder persönliche Erfahrungsberichte.

Die häufigsten und, wie mir scheint, kenntnisreichsten Kommentare stammen von einem gewissen Ludwig, der allerdings selbst kein Tourette hat. Ich verstehe zwar nicht so richtig, warum er sich in einem Tourette-Forum herumtreibt, dafür mag ich aber seine Kommentare. Mir gefällt daran besonders, dass sie stets unterstützend und motivierend, nie jedoch bemitleidend sind. Wenn ich in einem schwachen Moment ins Forum schreibe, dass mir alles über den Kopf wächst und ich nicht mehr weiterweiß, dann meint Ludwig immer nur: »Komm, Olaf, das meinst du nicht ernst!«, und ermutigt mich, den Arsch zusammenzukneifen und durchzuhalten. Mir bringt das weit mehr als alle Anteilnahme, auch wenn sie noch so lieb gemeint ist. Wenn man zu sehr bemitleidet wird, dann fühlt man sich am Ende auch wie etwas Bemitleidenswertes.

Über das Forum tauschen wir schließlich unsere E-Mail-Adressen aus, und Ludwig schlägt ein Treffen vor. Es ist mein erstes Blind Date aus dem Internet. Wir verabreden uns in einem Café in der Nähe des Hauptbahnhofs von Gelsenkirchen. Später will Ludwig mich zum Grillfest einer Tourette-Selbsthilfegruppe mitnehmen. Ich bin ziemlich aufgeregt und auch nicht ganz frei von klischeehaften Befürchtungen wie: Im Internet lernt man doch sowieso nur komische Leute kennen. Was will der Typ eigentlich von mir, wenn er selbst gar kein Tourette hat? Außerdem ist er einer von Gottes Fanclub – ein Priester. Will er mich am Ende vielleicht noch missionieren? Aber wir treffen uns in der Öffentlichkeit, da kann ich zur Not ja auch einfach die Biege machen.

»Olaf?«

»Genau. Ludwig?«

Als Erstes fällt mir auf, wie stabil er gebaut ist. Aus irgendeinem Grund hatte ich ihn mir schmachtig vorgestellt. Durch seinen dichten Bart lächelt er mich freundlich an. Die Zeit im Café vergeht wie im Flug und erstaunlicherweise auch ganz ohne anstrengenden Small Talk. Ich komme kaum dazu, meinen Kaffee zu trinken.

Nachdem Ludwig kurz von seinen Projekten in Burundi

berichtet hat, kommen wir schnell auf das Thema Tourette zu sprechen. Ludwigs offene Art hat eine erstaunliche Wirkung auf mich. Ich fühle mich kein bisschen befangen, und auch meine Tics melden sich fast überhaupt nicht. Es ist, als versuchte Ludwig, die Tics weder offensiv zu ignorieren noch ihnen besondere Aufmerksamkeit zu schenken. Er guckt nicht hin und guckt nicht weg. Er ist einfach völlig tiefenentspannt. Mein Tourette ist durch diese Deeskalationsstrategie offensichtlich irritiert.

Ludwig erzählt mir, wie ein Freund von ihm, der an Tourette leidet, ihn vor Jahren auf das Forum aufmerksam gemacht hat. Er merkte bald, dass sich die Probleme der Forumsteilnehmer nicht groß von denen unterschieden, die er auch aus seiner Gemeinde kannte. Und helfen und anderen mit Rat und Tat zur Seite stehen, das konnte er immer schon gut.

Hm, denke ich, die Gemeinde will ich sehen, das muss ja ein lustiger Haufen sein. Aber Ludwig macht auf mich tatsächlich den Eindruck eines offenen, hilfsbereiten Menschen ohne Hintergedanken.

»Bist du schon aufgeregt wegen des Treffens nachher?«, fragt er und grinst.

»Wieso aufgeregt?« Über dem Gespräch mit Ludwig habe ich das Grillfest schon fast vergessen. Ich fühle mich gar nicht mehr nervös, sondern ziemlich ruhig.

Eine halbe Stunde später ist das anders. Wir stehen in einer Einfamilienhaussiedlung vor einem niedrigen Gartenzaun. Mein Herz schlägt auf einmal wie wild. Ich treffe gleich zum ersten Mal auf Menschen, die dasselbe Syndrom haben wie ich. Quasi auf meinesgleichen. Zusammen werden wir eine Allianz gegen die Unbill der Gesellschaft schmieden! Ja! Ab jetzt wird alles anders! Verdammt, das muss es einfach! Ich klingele an der Tür.

Eine hochgewachsene Frau mit Grillschürze um den Bauch öffnet.

»Habt ihr gut hergefunden? Kommt rein!«, sagt sie bemüht euphorisch, aber hinter der fröhlichen Fassade lauert unverkennbar ein leidgeprüfter Mensch. Aus dem Forum weiß ich, dass sie Bettina heißt und ihre Tochter an Tourette leidet.

»Für mich ist es das erste Mal in einer Selbsthilfegruppe«, erkläre ich.

»Macht doch nichts«, beruhigt sie mich. »Zu uns kommen sowieso vor allem Angehörige.«

Überrascht sehe ich sie an. Bin ich nicht genau deswegen hierhergekommen? Um Menschen zu treffen, die genauso ticcen wie ich?

»Oh«, sage ich. »Dann bin ich hier der Einzige mit Tourette?« Enttäuschung macht sich in mir breit. Gleichzeitig fühle ich mich auch ein wenig erleichtert.

»Keine Sorge«, entgegnet Bettina, »heute sind auch ein paar Tourette-Patienten dabei. Aber jetzt kommt doch erst mal rein!«

Überall im Haus liegt Spielzeug herum. Bälle, Büchlein, Spielfiguren und Barbiepuppen. Aus dem Garten weht mir der verlockende Geruch von frischgebrutzeltem Fleisch in die Nase, und ich merke, wie hungrig ich bin. Auf einem großen Grill garen Würste, halbe Brötchen und große Steaks.

»Ihr habt ja schon angefeuert«, sage ich ehrlich begeistert.

In einem Pavillonzelt sitzen auf Bierbänken ungefähr fünfzehn Leute. Sie reden munter durcheinander, so muss ich mich nicht erst angestrengt als »der Neue« vorstellen. Während sich Ludwig mit Bettina unterhält, scanne ich die Runde. Die meisten Gäste dürften zwischen dreißig und vierzig sein, einige kauen auch schon an einer Bratwurst. Am Ende eines der Biertische bemerke ich ein Mädchen, das kaum älter aussieht als zwanzig. Als unsere Augen sich begegnen, zieht sie ruckartig die Nase hoch. Zweimal schnell hintereinander.

Kein Zweifel. Sie hat Tourette. Sie bricht den Blickkontakt ab und bemüht sich um ein Gespräch mit ihrem Sitznachbarn.

»Wir freuen uns immer über neue Gäste«, höre ich Bettina, beobachte aber vor allem die junge Frau. Sie hat lange braune Haare und ein freundliches Gesicht, das immer wieder für einen kurzen Moment von einer Grimasse verzerrt wird. Fast automatisch läuft in mir ein Bewertungsprozess ab, und ich stelle fest: kein Must-have, aber auch kein Weggucker. Ich weiß nicht, ob ich beides verkraftet hätte: dass sie Tourette hat und dass ich voll auf sie abfahre.

Obwohl ich so hungrig bin, kann ich noch nicht ans Essen denken. Ich bin zu aufgeregt, zumindest einen anderen Menschen mit Tourette ausgemacht zu haben. Ludwig neben mir bemerkt meine Blickrichtung und scheint sofort zu begreifen.

»Geh doch mal zu ihr hin und sprich sie an«, meint er.

»Nee, keine Chance«, antworte ich. »Ich will lieber erst was essen.«

»Aber dein Teller ist leer. Schon die ganze Zeit.«

Diese recht offensichtliche Tatsache ist mir entgangen, so sehr bin ich mit meinen Gedanken beschäftigt.

»Da ist was dran«, sage ich, gehe zum Grill und lade mir eine Wurst auf den Teller. Vor der Diagnose habe ich mich unter fremden Menschen relativ souverän bewegt und konnte mich gut integrieren. Heute sieht es anders aus, was ausnahmsweise aber mal nicht an meiner Krankheit liegt. Ich habe das Gefühl, dass es hier nicht nur um flüchtige Bekanntschaften geht, sondern um meine Zukunft mit Tourette. Um Beistand, Allianzen, Gewissheit und Gemeinschaft. Zum Glück übernimmt Ludwig die Initiative und stellt mich kurzerhand allen Leuten am Tisch vor.

Als Erstes lerne ich Elke kennen. So nah beim Grill wirkt sie ein bisschen deplaciert, denn sie sieht geradezu magersüchtig aus. Sie hat einen tourettegeplagten Sohn namens Adrian, der allerdings nicht hier ist. Sofort kommt sie auf ihr offensichtliches Lieblingsthema zu sprechen: ihre haarsträubenden Erfahrungen mit dem Schulsystem.

»Wir haben schon alles versucht, aber Adrian passt einfach nirgendwo richtig rein.«

»Tja«, sage ich. Die Probleme des Jungen kann ich mir lebhaft vorstellen.

»Die Lehrer kommen mit der Krankheit überhaupt nicht zurecht. Ist ja auch kein Wunder, schließlich sind sie für den Umgang mit Tourette-Patienten nicht ausgebildet. Klar, dass sie sich bei jedem Tic immer wieder erschrecken.«

»Stimmt.«

»Vielleicht probieren wir es jetzt mit einer Privatschule. Wie war das denn bei dir?«

»Ich habe meine Diagnose erst seit ein paar Monaten.«

»Oh. Das ist aber ungewöhnlich. So spät? Das hat dein Leben sicher ziemlich auf den Kopf gestellt.«

»Das kann man wohl sagen.«

»Na ja, bei unserem Adrian haben wir das schon ganz früh gemerkt. Aber das hat ihm auch nicht geholfen. In den Schulen fühlt sich einfach niemand verantwortlich ...«

Während Elke ohne Punkt und Komma redet, sehe ich wieder zu der jungen Frau am anderen Tischende hinüber. Sie scheint sich zu langweilen. Gleichzeitig kommt es mir vor, als wären ihre Tics in der Zwischenzeit stärker geworden. Immer wieder sieht sie mir kurz in die Augen und wendet den Blick dann schnell ab.

»Die Lehrer verweisen einen an den Direktor, und der verweist einen wieder zurück an die Lehrer. Es ist wirklich ...«

Vielleicht hat sie meine Tics auch schon bemerkt. Vielleicht weiß sie, dass wir beide Tourette haben.

»Marion kann davon auch ein Lied singen, oder, Marion?«
Ich horche auf. Marion kann eigentlich nur das Mädchen am
Ende des Tisches sein, und tatsächlich: Die Angesprochene
sieht in unsere Richtung und kommt nach einigem Zögern
zu uns herüber.

Wie ich erst jetzt bemerke, ist sie gut zwei Köpfe kleiner
als ich. Ein nervöses Lächeln liegt auf ihrem freundlichen
Gesicht. Ohne ein Wort setzt sie sich neben uns und schaut
Elke fragend an.

»Du hast doch auch seit deiner Kindheit Tourette, oder?«,
sagt Elke. »Der Olaf hier hat das nämlich erst seit ein paar
Monaten.«

»Na ja«, erkläre ich, »die Krankheit habe ich natürlich
schon länger. Aber die Diagnose erst seit ein paar Monaten.
Ich bin übrigens Olaf.« Ich strecke Marion die Hand entgegen.

»Hi«, antwortet sie. Das nervöse Lächeln verschwindet
aus ihrem Gesicht, ebenso wie ihr Tic, die Augenbrauen ruckartig hochzuziehen. Wahrscheinlich unterdrückt sie ihn mit
aller Kraft. Darauf würde ich fast meinen Hintern verwetten.
Vermutlich brodelt es gerade in ihr.

»Hi«, sage ich noch mal. Ihre offensichtliche Unsicher-
heit überträgt sich auf mich. Ein paar Sekunden lang sagen
wir beide nichts. Ich suche nach einem Thema oder nach
einer ganz normalen Frage.

»Fotze!«, platzt es aus ihr heraus.

Zum ersten Mal erlebe ich einen verbalen Tic von außen.
Und ich reagiere nicht sehr viel anders als die meisten Menschen. Ich bin schockiert und muss gleichzeitig fast lachen.
Ich versuche, mir nichts anmerken zu lassen. Marion läuft
schlagartig rot an.

»Das Tourette-Syndrom seit der Kindheit zu haben«, sage
ich in möglichst ruhigem Tonfall, »das stelle ich mir auch
nicht gerade leicht vor.«

»Stimmt. Als Kind hatte ich immer den Drang, stundenlang zwanghaft zu lachen. Da haben die Leute zu meinen Eltern gesagt: Sie haben aber ein fröhliches Kind! Aber in der
Schule wollten mich alle verprügeln. Dann schon lieber so
wie du.«

»Aber wenn man nicht weiß, was das ist, und plötzlich
äfft einen jemand nach, dann kommt man sich auch ganz
schön komisch vor. Ich hätte nie gedacht, dass ich einfach
nur eine Krankheit habe.«

Es fühlt sich befreiend an, nach so langer Zeit endlich auf
jemanden zu treffen, der das gleiche Problem hat wie man
selbst. Der einen verstehen kann. Auch wenn ich sie noch
überhaupt nicht kenne, fühle ich mich Marion irgendwie
nah, und ihr scheint es ähnlich zu gehen. Eine ganze Weile
klagen wir uns gegenseitig unser Leid, und Marion schiebt
immer mal wieder ein gepresstes und völlig zusammenhang-
loses »Fotze!« oder »Arschwichser!« in ihre Erzählung ein.

Sie ticct offenbar deutlich mehr als ich. Auch wenn sie
völlig entspannt ist, scheinen ihre Tics nie ganz zu verschwinden. Aus irgendeinem Grund ist »Fotze« ihr Lieb-
lingswort.

Ich bin so auf unser Gespräch konzentriert, dass ich meine eigenen Tics fast völlig vergesse. Erst als Marion kurz aufsteht, um sich ein Stück Baguette zu holen, meldet sich
mein alter Freund wieder.

»*Glaubst du ernsthaft, dass dieses Mädel dir helfen kann?
Wie naiv du bist!*«

»*Wieso?*«

»*Weil sie nicht dir hilft, sondern mir!*«

Als Marion wiederkommt und mich anlächelt, sausen
plötzlich meine Augenbrauen nach oben. Und das ist noch
nicht alles: Ich spüre das Verlangen, ebenfalls laut »Fotze!«
zu rufen. Dabei habe ich mich mit meinem Tourette bisher
doch immer auf »Arschloch« oder »Heil Hitler!« verstän-

digt. »Fotze«, das würde ich normalerweise niemals ticcen!
Was geht denn hier ab?

»*Bist du wirklich so schwer von Begriff?*«

»*Weg mit dir!*«

»*Das kommt von ihr. Verstehst du? Wir kopieren sie!*«

Man muss sich Tourette manchmal vorstellen wie ein
kleines Kind: Nichts ist so interessant wie das Spielzeug der
anderen Kinder. Ist das vielleicht auch der Grund, warum
sich die Tourette-Patienten, wie Bettina meinte, nicht gerne
persönlich treffen? Weil sie ihr Tourette nicht mit den Tics
der anderen füttern und stärken wollen? Marion redet weiter von ihrem Schulschicksal, aber ich konzentriere mich
immer mehr auf ihre Tics.

»*Schau sie dir ganz genau an! Marion, Quell der Inspira-
tion. Unsere Muse!*«

Meine Augenbrauen sausen zweimal kurz hintereinander
abrupt in die Höhe. Ob Marion es bemerkt hat?

»*Vielleicht, vielleicht auch nicht. Da müssen wir schon
etwas deutlicher werden!*«

»Fotze!«, rufe ich und entschuldige mich sofort.

Marion fängt an zu lachen. »Ist der von dir, oder verletzt
du gerade mein Copyright?«

»Wieso das denn?«

»Ist doch klar. Du hast dir den Tic von mir abgeschaut.
Genau wie das mit den Augenbrauen.«

»Du kennst so was?«

»Logisch. Du bist ja nicht der erste Tourette-Mensch, dem
ich begegne. Da schaut man sich schon den einen oder anderen Tic ab. Bei mir selber ist das zwar nicht so extrem, aber
ich kenne andere, bei denen das ständig passiert. Dieser
Spiegeleffekt ist völlig normal.«

Einen so selbstbewussten Umgang mit der Krankheit hätte ich ihr gar nicht zugetraut.

Aber ein paar Minuten später wird sie doch nervös. Ihre

Tics werden noch einmal stärker, und plötzlich hat sie es sehr eilig, nach Hause zu kommen. Wir tauschen Handynummern aus und verabreden ein zweites Treffen, doch Marions plötzlicher Abschied zieht mich ein bisschen runter. Um mich abzulenken, schlage ich mir den Magen voll. Ludwig kommt ab und an zu mir, um ein paar Worte mit mir zu wechseln, er spricht aber auch mit allen anderen ganz ungezwungen. Irgendwann bricht er auf und verabschiedet sich mit einem Klaps auf die Schulter von mir: »Man sieht sich, oder?! War nett, dich kennenzulernen.«

Vier Würste später bin auch ich auf dem Heimweg und denke über den Erfolg des Treffens nach. Ohne Marion wäre die Begegnung mit der Selbsthilfegruppe wohl eine Enttäuschung gewesen. Warum sollte ich mich mit Angehörigen von Tourette-Kranken über bürokratische Hürden bei der Schulwahl unterhalten? Und was bringt es, wenn sich Tourette-Patienten privat treffen, um sich darüber zu beklagen, dass sie sich nicht in die Öffentlichkeit trauen? Wird das Problem dadurch nicht eher noch verstärkt?

Meine anfängliche Begeisterung für das Tourette-Forum verwandelt sich schnell in Ernüchterung. Ich stelle fest, dass dort viel gejammert wird, sowohl von Patienten als auch von ihren Angehörigen. Das kann ich zwar alles verstehen, jedoch zieht es mich inzwischen nur noch runter. Schon bald schreibe ich kaum noch Beiträge und wende mich stattdessen einer allseits beliebten Studentenbeschäftigung zu: dem Partymachen. Ich trinke viel, komme spät nach Hause und schlafe lange. Wenn ich ticce, ist es entweder dunkel, laut, oder ich bin so betrunken, dass es mir egal ist, was die anderen denken.

Nun lasse ich auch den Unisport immer öfter sausen. Die Lebensweise kommt mir zwar ungesund vor. Aber auch nicht ungesünder, als zu Hause im Bad zu stehen und die Wand abzulecken.

So dauert es eine ganze Weile, bis ich mich dazu durchringen kann, Marion anzurufen. Ich habe Angst vor dem Spiegeleffekt. Und vielleicht auch davor, mich mehr als unbedingt nötig mit Tourette auseinanderzusetzen.

Inzwischen ist es Winter, und ich sitze in der Regionalbahn. Marion wohnt in Oberhausen, wir haben verabredet, gemeinsam auf den Weihnachtsmarkt zu gehen. Von draußen schneit es gegen die Fenster. Der Waggon ist etwas überhitzt, aber momentan fühle ich mich ganz wohl. Ich schließe die Augen und stelle mir vor, wie die Schneeflocken prickelnd auf meinem Gesicht landen und schmelzen. Ich dämmere schon fast weg und achte überhaupt nicht auf meine Tics, da werde ich plötzlich von lautem Gekicher aus dem Vierersitz schräg gegenüber aufgeschreckt.

Oh nein, denke ich, bitte keine pubertierenden Teenie-Girls! Das sind, was die Art ihrer Reaktion auf Tourette betrifft, die Schlimmsten. Kleine Kinder bemerken meine Tics immer sofort und schauen mich neugierig an, haben aber zu viel Angst oder Respekt, um mich nachzumachen oder auszulachen. Älteren Semestern fallen die Tics nicht so schnell auf, und ich kann mich oft noch rechtzeitig verdrücken. Auch tendieren ältere Menschen aus Höflichkeit dazu, mich nicht spüren zu lassen, dass sie mein seltsames Verhalten bemerkt haben. Teenies hingegen haben beides – die kindliche Wachheit, aber auch schon das Selbstbewusstsein, ihr Befremden zum Ausdruck zu bringen.

Wie auf Kommando melden sich meine Tics, und ich beginne, mehrere Minuten lang mit der Nase zu schniefen. Ein Mädchen mit ungewöhnlich viel Make-up für ihr Alter und einem Outfit zwischen Prinzessin und Emo, tippt sich grinsend an die Nase und lacht ihren Freundinnen zu, bevor sie mir in die Augen sieht und blitzschnell den Finger herunternimmt.

Schlagartig sackt meine Laune in den Keller. Glücklicher-

weise muss ich schon an der nächsten Haltestelle aussteigen. Ich lasse ein paar triste Wohnblocks hinter mir, folge
einer Seitenstraße und stehe schließlich vor einem kleinen
Einfamilienhaus. Es öffnet nicht Marion, sondern ihre Mutter. Ihr Blick wirkt gehetzt, fast ängstlich. Sie sieht aus, als
erwarte sie, dass jeden Moment etwas Furchtbares passiert.

»Die hat wohl Angst vor mir? Na, vielleicht ja zu Recht?«

»Komm doch erst mal rein«, sagt sie. »Wir haben Kuchen
gebacken.«

*»Kuchen? Na, so was! Wie einfallsreich!! Und schau dir
mal diese ultraspießige Umgebung an. Die Blümchendeck-
chen und das niedliche Porzellangeschirr und die Sprüh-
sahne daneben. Da kannst du dich ja richtig auf den Small
Talk freuen!«*

Marion kommt aus ihrem Zimmer. Anstatt mich zu umarmen, wie es nach unserem letzten Gespräch eigentlich pas-
sender wäre, nickt sie mir nur schüchtern zu und setzt sich
so vorsichtig hin, als nähme sie auf rohen Eiern Platz.

»Bedien dich, Olaf«, sagt die Mutter. »Der Kuchen ist
ganz frisch. Marion, setz dich bitte gerade hin.«

Kaum habe ich den ersten Bissen von dem trockenen Kuchen im Mund, kommt der Vater ins Zimmer. Er ist groß,
hager und hat akkurat gescheitelte Haare. Er begrüßt mich
lediglich mit einem Kopfnicken und einem leisen Nuscheln.

*»Na, wer hätte das gedacht! Ein schlaksiger Beamter. Der
wird bestimmt richtig spannende Sachen zu erzählen haben.«*

»Sei still.«

*»Aber stimmt doch. Den muss man provozieren, damit er
mal ein bisschen auftaut. Solln wir, Olaf? Hast du Lust?«*

»Nein.«

Die Mutter behandelt Marion wie ein kleines Kind. Obwohl sie bereits einundzwanzig Jahre alt ist und ihre Tics im
Moment einigermaßen unter Kontrolle hat, wird sie ständig

zurechtgewiesen. Zunehmend ärgerlich vertilge ich den Kuchen.

»Marion, leck bitte nicht schon wieder den Sahnelöffel ab. Das habe ich dir doch schon so oft gesagt.«

»Mama ...« Marion sackt immer mehr in sich zusammen.

»Du weißt, dass dein Vater und ich uns große Sorgen machen. Olaf, der Kuchen ist von Marions Oma. Ein ganz leckerer Kuchen. Wirklich. Möchtest du noch ein Stück?«

»Mama. Olaf hat doch schon zweimal gesagt, dass er ...«

Innerlich werde ich immer wütender.

»Das ist doch schrecklich! Grausam! Findest du nicht?«

»Ja.«

»Und das Schlimmste: Ihr ist ihre eigene Tochter peinlich! Die eigene Tochter! Das ist doch wirklich eine dumme ...«

»Glucke!«, sage ich ziemlich leise.

Die Mutter sieht mich entgeistert an. Einen Moment lang überlegt sie offenbar, ob sie mich genauso zurechtweisen soll wie ihre Tochter, entscheidet sich dann aber dagegen. Der Vater hat zum Glück nichts gehört.

Während der nächsten Minuten denke ich darüber nach, wie ich dieser alptraumhaften Kaffeetafel möglichst schnell entkommen kann. Ich dränge Marion anfangs subtil, dann vehementer dazu, endlich auf den Weihnachtsmarkt zu gehen. Sie sieht immer wieder kurz zu ihrer Mutter, als ob sie auf deren Einverständnis warten würde.

Nachdem die Mutter Marion gefühlte hundert Anweisungen gegeben hat, was sie anziehen, dass sie sich benehmen und wann sie wieder daheim sein soll, verlassen wir endlich die Wohnung.

Draußen auf der Straße kann ich mich nicht länger zurückhalten.

»Mann, war das anstrengend«, sage ich kopfschüttelnd.

»Tut mir leid. Meine Mutter macht sich halt Sorgen.« Marion stimmt mir nur halbherzig zu und traut sich offenbar auch auf der Straße nicht, ihre Mutter zu kritisieren. »Ich bin ja auch echt nicht einfach.«

»Meinst du nicht, dass du da langsam mal rausmusst? Ich meine, aus diesem Haus mit deinen Eltern?«

Wieder entschuldigt sie sich. »Ich kann nicht. Ich traue mich nicht. Wo soll ich denn hin? Ich habe ja nicht mal 'ne regelmäßige Arbeit. Und wenn es zu schlimm wird mit den Tics, dann muss ich auch wieder in die Klinik. Deshalb kann ich hier nicht einfach ausziehen.«

»Du gehst in die Klinik?«

»Ja, wenn es gar nicht mehr geht. Das könntest du auch.«

Darüber habe ich bisher noch nie nachgedacht. Ich? Freiwillig in die Psychiatrie? Dahin, wo sie einen auf dem Bett fixieren und mit Neuroleptika vollpumpen? Meine alten Ängste werden wieder wach.

»Ich?«, sage ich. »Wieso ich?«

»Na ja, du bist doch bestimmt auch oft gestre…«

»Ich muss nicht in die Psychiatrie! Ich kriege mein Leben selbst auf die Reihe. Zum Glück.«

»Aber …«

»Mir sagt niemand, was ich tun soll.« Marion verstummt. Ich schäme mich ein bisschen, dass ich so vehement geworden bin. Aber neben ihr komme ich mir wirklich einigermaßen unabhängig und eigenständig vor. Auf jeden Fall muss ich mich nicht von der eigenen Mutter zurechtweisen lassen. Aber habe ich mein Leben wirklich so gut im Griff? Das letzte Mal, dass ich die Uni von innen gesehen habe, ist Monate her. Bei der einzigen Prüfung, die ich dieses Semester abgelegt habe, habe ich gerade noch so eine Vier bekommen. In Badminton, wohlgemerkt. Mein Germanistikstudium hingegen liegt völlig brach. Wie lange soll das eigentlich noch so weitergehen?

»Ich gehe nicht in die Psychiatrie«, wiederhole ich.

In unsere dicken Jacken gehüllt, schlendern wir Richtung Innenstadt. Während Marion redet, beobachte ich mit zunehmender Faszination ihre Tics. Inzwischen habe ich mich an ihre Flüche und Grimassen gewöhnt. Ihr Tic-Level ist grundsätzlich höher und aggressiver als meiner. Sie flucht ungefähr alle zwei Minuten und schneidet ebenso oft Grimassen. Es muss schrecklich sein, das auch nur einen einzigen Tag lang mitzumachen. Ihre Tics sind außerdem, je nach Umgebung, ziemlich flexibel. Einen vorbeilaufenden Anzugträger ticct sie als »Lackaffe« an, eine Frau, die neben einer Frittenbude steht, wird von ihr als »Mastschwein« bezeichnet. Ich bin so fasziniert, dass meine eigenen Tics fast ganz still sind und lauschen.

Als wir eine kleine Fußgängerbrücke überqueren, bleibt Marion plötzlich stehen, lehnt sich gegen das Geländer und sieht in die Ferne. Irgendwie tut sie mir leid, irgendwie rührt sie mich, und einen Moment lang will ich den Arm um sie legen, halte mich aber zurück. Unter uns fährt eine hellerleuchtete S-Bahn vorbei. Marion möchte so gerne ihr eigenes Leben führen. Aber sie hat keine Kraft dazu. Sie glaubt nicht, dass es möglich ist.

»Wenn du nicht gekommen wärst«, sagt sie, »hätte ich heute auch wieder nur in meinem Zimmer gesessen.«

Ich nicke. »Ganz schön beschissen.«

Der Begriff »erlernte Hilflosigkeit« und eine dazu passende Fabel fallen mir ein: die von dem Löwen, der im Käfig aufgewachsen ist und ihn schließlich auch dann nicht mehr verlässt, wenn die Tür offen steht. Weil er nichts anderes kennt. Weil er nicht weiß, wie das geht, in der Freiheit.

Ein Bild steigt in mir auf und nimmt Gestalt an. Ich sehe mich als eine Art Ritter, der Marion aus dem Haus ihrer Eltern holt, ihr beisteht und sie beschützt. Selbstlos und stark.

So stehen wir beide auf der Brücke und schauen in die Ferne. Schneeflocken fallen leise auf unsere nachdenklichen

Häupter. Nur ab und zu wird unser Schweigen durch ein gepresstes »Fotze!« oder »Muschi!« unterbrochen.

Wie sich herausstellt, hat Marion nicht den großen Weihnachtsmarkt in der Innenstadt gemeint, sondern einen viel kleineren Stadtteil-Weihnachtsmarkt in der Nähe. Dort gibt es eine überschaubare Anzahl von Buden, in denen die üblichen Fressalien angeboten werden. Der Geruch von Glüh—wein, Bratwurst und Poffertjes weht uns entgegen. Wir steuern direkt den Glühweinstand an. Ich bestelle für uns beide. Was gibt es Schöneres als eine Tasse Glühwein an einem richtig kalten Tag, denke ich, aber Marion trinkt keinen Alkohol. Sie wirkt außerdem zunehmend nervös. Kein Wunder, denke ich, normalerweise geht sie ja fast nie vor die Tür.

»Fotze!«, schreit sie plötzlich laut, und ich erschrecke mich so sehr, dass ich mir Glühwein über die Hand kippe.

»Scheiße!«, rufe ich.

»Tut mir leid.«

»Nein, nicht deswegen. Ich hab mich verbrüht.«

»Das wollte ich nicht.«

»Scheiße, ist das heiß!«

Einige Marktbesucher drehen sich in unsere Richtung und werfen uns halb irritierte, halb interessierte Blicke zu. Ich will auf keinen Fall noch mehr Aufmerksamkeit erregen.

»Diese verdammten Gaffer! Haben die keine anderen Sorgen? Sollen wir denen mal sagen, was sie für bescheuerte Menschen sind?«

»Jetzt nicht.«

Meine Hand schmerzt, aber vor allem merke ich, wie es in Marion schon wieder brodelt.

»Fotze! Fotze! Fotze!«, schreit sie.

Jetzt sehen natürlich noch mehr Leute zu uns herüber.

»Die hoffen bestimmt auf eine kleine Show von uns. Die warten da drauf. Komm, Olaf, denen zeigen wir's!«

»Marion, alles gut«, sage ich. »War nur ein bisschen heiß. Kein Grund zur Sorge.« Hauptsache, sie beruhigt sich erst mal.

»Ich hab's unterdrückt, aber jetzt geht's nicht mehr«, erklärt sie. »Es hat zu lange gedauert, und hier sind einfach zu viele Leute. Tut mir leid. Wollen wir lieber gehen?«

»Nein. Entspann dich. Alles ist gut.« Jetzt gleich wieder aufgeben will ich auch nicht. Die Leute haben sich auch schon wieder abgewandt. Marion sieht völlig verunsichert an mir vorbei. Siehst du, scheint sie zu sagen, nichts klappt mit mir, beim nächsten Mal bleibe ich gleich zu Hause.

Hier kommt also meine erste Prüfung als ihr edler Ritter.

»*Meine Damen und Herren, begrüßen Sie mit mir und heißen Sie herzlichst willkommen: Sir Olaf von Blumenstein. Der wahrscheinlich einzige Ritter auf dieser Welt, der ein Fräulein retten will, aber mit Medikamenten vollgestopft ist und sein eigenes Leben kaum auf die Reihe kriegt. Hurra!*«

»Ist alles halb so wild. Das schaffen wir schon«, sage ich ritterlich, glaube aber selbst nicht so richtig daran. In Wahrheit geht es mir nämlich längst nicht so gut, wie ich tue. Nachdem ich eine Zeitlang probiert habe, ohne Dr. Wackeldackels Teufelszeug auszukommen, bin ich nach einem Tic-Anfall schwach geworden und habe mir erneut Medikamente verschreiben lassen.

Meine eigenen Tics warnen mich immerhin ein kleines bisschen vor. Meine eigenen Tics kann ich erspüren. Mit Marions Tics aber ist es ganz anders. Sie kann jeden Moment wieder explodieren, und das verunsichert mich mehr, als ich zugeben will.

Während ich den Glühwein austrinke, atme ich möglichst gleichmäßig und beruhige mich allmählich wieder. Wir machen uns auf den Weg Richtung Fußgängerzone. Auch hier herrscht reges Treiben. Wahrscheinlich ist die halbe Stadt gerade auf Geschenkejagd. Marion läuft still und schnell neben mir her. Sie ticct nicht einmal mehr, sie will nur noch nach Hause, in ihren sicheren Bunker, wo sie keiner sieht. Ich muss etwas tun. Ich bin doch der Ritter.

Mitten in der Fußgängerzone bleibe ich stehen und schreie mit voller Absicht und ohne jegliches Kribbeln, so laut ich kann: »Fotze!« Es ist kein Tic. Ich tue es für Marion. Einige Passanten in meiner Nähe kreischen auf oder rufen: »Was soll denn das?«

Wie nach einer kurzen Showeinlage verneige ich mich in alle Richtungen. Marion sieht mich völlig verdattert an.

»Siehst du?«, sage ich zu ihr, immer noch ziemlich laut. »Es ist mir völlig egal, was du ticcst! Es ist mir egal, was die anderen denken. Es ist alles okay! Wir haben das nun mal! Und jetzt machen wir uns einen schönen Abend!«

Mein kleiner Monolog zeigt tatsächlich Wirkung. Marion beruhigt sich ein wenig, und auch ihre Tics kommen wieder, was mir seltsamerweise ein Zeichen von Entspannung zu sein scheint. Wir schlendern wieder und rennen nicht mehr. Wir gehen ein paar Runden um den Markt, ich ticce: »Heil Hitler!«, und sie antwortet mit »Fotze!«. Marion zeigt mir ihr Viertel, und ich trinke noch einen Glühwein.

Es wird tatsächlich ein halbwegs schöner Abend. Als wir uns verabschieden, habe ich ein gutes Gefühl, weil ich heute etwas Wichtiges gelernt habe: Die Flucht nach vorn ist manchmal der beste Ausweg.

Was bei Marion funktioniert, klappt in meiner WG dagegen zunehmend schlechter. Als ich spätabends wieder einmal mehrfach sehr laut »Heil Hitler!« durch den Flur schreie, weist mich Tom zurecht.

»Kannst du nicht einmal damit aufhören? Einmal?«, blafft er mich an.

»Ich kann doch nichts dafür«, sage ich, und dieser Satz kommt mir selbst inzwischen abgedroschen vor.

»Klar, aber ich kann immer für alles was!«

»Keine Ahnung! Sag ich ja gar nicht.«

»Scheiße.« Tom knallt seine Tür zu. Wie lange das wohl noch gutgeht, frage ich mich, verdränge den Gedanken jedoch schnell wieder und verziehe mich in mein Zimmer.

Sechs Wochen später ist es Marion, die sich meldet.

»Olaf, könntest du dir vorstellen, mit mir zusammen was im Fernsehen zu machen?«, fragt sie am Telefon.

»Keine Ahnung. Was soll ich da machen?«

»Es ist so: Ein Sender hat mich gefragt, ob ich mich von einem Kamerateam begleiten lassen würde. Aber alleine traue ich mich nicht. Und du bist doch so selbstbewusst.« Es klingt, als wäre sie wirklich davon überzeugt. Ich, selbstbewusst?

»Tja«, antworte ich, »also, potentiell schon.« Fernsehen könnte ja auch eine Art Flucht nach vorn sein. Warum also nicht?

»Du willst doch nur wegen der Aufmerksamkeit ins Fernsehen, Olaf! Wegen des Ruhms!«

»Es geht mir nicht um Ruhm!«

»Wirklich nicht?«

Wirklich nicht. Mein Gedanke ist eher der: Wenn ich ins Fernsehen komme und allen von meiner Krankheit berichte, dann kann diese Krankheit ja nicht so schlimm sein. Dann zeige ich damit, dass sie kein Makel ist. Dann zeige ich, dass ich selbst kein Problem damit habe. Wenn ich im Fernsehen, also vor der größtmöglichen Öffentlichkeit ticce, dann bedeutet das vielleicht, dass ich überall ticcen kann. Wenn ich mich das traue, dann traue ich mich alles. Außerdem kann ich Marion, als ihr edler Ritter, nicht alleine ins Fernsehen lassen.

Es handelt sich um einen Beitrag für eine Magazinsendung. Eine Redakteurin des Senders ist über das Tourette-Forum auf Marion aufmerksam geworden und hat sie beziehungsweise ihre Eltern angeschrieben.

»Wenn wir im Fernsehen gezeigt werden«, sagt Marion, »dann erfahren ja auch viel mehr Leute von Tourette.«

»Genau«, führe ich ihren Gedanken weiter, »und wenn die Öffentlichkeit besser informiert ist, dann reagiert sie vielleicht auch nicht mehr so befremdet.«

»Dann können Betroffene vielleicht auch schneller diagnostiziert werden. Nicht so wie bei dir, Olaf.«

»Stimmt«, sage ich. »Hört sich alles ziemlich logisch an.«

»Also, machen wir's?«

»Wir machen's.«

»Honorar gibt es allerdings nicht.«

»Okay.« Was ist schon ein bisschen Geld gegen den noblen Auftrag, die Welt über eine seltene Krankheit zu informieren?

Wir treffen uns morgens um zehn im Studidorf vor meinem Haus. Marion ist vor mir da. Neben ihr steht ihre Mutter. Es geht mir wie vor einer wichtigen Prüfung: Ich bin ganz ruhig. Die Aufregung kommt bestimmt später. Bei Marion ist es offensichtlich umgekehrt. Sie nestelt immer wieder an ihren Klamotten herum, holt ihren Taschenspiegel heraus und prüft ihre Erscheinung.

Wir warten fast eine halbe Stunde in der Kälte, da fährt schließlich ein Bulli vor. Drei Personen steigen aus: die Redakteurin, Mitte dreißig, gehetzt, als säße ihr ein enger Zeitplan im Nacken; ein routiniert wirkender Kameramann, etwas älter, mit gleichgültigem Gesichtsausdruck; der Tontechniker, jung, wie ein Hippie gekleidet und schlecht rasiert. »Du bist sicher der Olaf«, flötet die Redakteurin, »und du musst Marion sein. Schön, euch beide endlich kennenzulernen.«

Der Kameramann belässt es bei einem beiläufigen »Hi«. Der Tontechniker überprüft statt einer Begrüßung sein Equipment im Kofferraum.

»Wie lange soll denn der Beitrag gehen?«, frage ich.

»Fünf Minuten. Das hatte ich Marion ja bereits erklärt«, antwortet die Redakteurin und sieht mich an, als könnte sie solche Anfängerfragen schon seit Ewigkeiten nicht mehr ertragen.

»Und wie lange drehen wir?«

»Wahrscheinlich den ganzen Tag.«

»Den ganzen Tag?« Darauf bin ich nicht vorbereitet.

»Klar. Qualität braucht eben seine Zeit.« Sie grinst.

»Unsympathisch, findest du nicht? So eine blöde Redakteursbiene, mit der sollen wir jetzt den ganzen Tag verbringen?«

Besonders sympathisch ist sie mir wirklich nicht, aber ich versuche, mich auf die Mission zu konzentrieren: über Tourette informieren. Meine persönliche Geschichte erzählen.

Die ersten Takes sollen in meiner WG abgedreht werden. Statt den Parkplatz zu benutzen, fährt das Kamerateam mit dem Bulli einfach mitten durch den Innenhof bis zur Eingangstür. Dadurch werden einige Studenten in den Nachbarwohnungen auf uns aufmerksam. Hinter den riesigen Glasfronten der umliegenden WG-Küchen tauchen Gesichter auf, die uns beim Ausladen der Ausrüstung zusehen. Ich weiß nicht, ob ich das angenehm finde oder ob es mir peinlich ist. Das Ausladen dauert Ewigkeiten, und es kommen immer mehr Gaffer dazu. Ich werde langsam nervös, schaue aber möglichst unbeteiligt in die Gegend.

Endlich können wir in die WG. Bis auf Tom sind alle ausgeflogen, was mich ziemlich erleichtert. Als Erstes sollen Marion und ich interviewt werden. Allerdings unabhängig voneinander, damit wir uns nicht gegenseitig bei den Antworten beeinflussen. Die Interviewszenen sollen später zwischen die Außenaufnahmen geschnitten oder als Ton aus dem Off unterlegt werden. Marion geht also in mein Zimmer, die Redakteurin lehnt die Tür an. Ich warte draußen und werde immer nervöser. Durch den Türspalt erkenne ich

Scheinwerfer und das Stativ einer Kamera. So langsam wird es ernst. Wie werden wir beide uns schlagen? Werden wir wie zwei Idioten erscheinen? Werde ich die ganze Zeit ticcen? Werde ich bald Deutschlands berühmtester Freak sein?

Die Warterei ist kaum auszuhalten. Ich drehe Däumchen und zerpflücke dabei ein trockenes Brötchen, das noch vom Frühstück übrig ist. Wieso dauert das Interview mit Marion so lange? Ich stehe auf und schleiche mich an die Tür, um ein bisschen zu lauschen. Marions Stimme ist deutlich zu vernehmen, dazwischen immer wieder eine Frage der Redakteurin. Ich kann sie nicht genau verstehen. Was mich aber am meisten wundert: Marion ticct überhaupt nicht.

Gefühlte zwei Stunden später bin ich an der Reihe. Als ich mich auf meinem Lieblingssessel niederlasse, fällt mir auf, dass der Tontechniker eine Lampe umgestellt und ein Poster abgehängt hat. Kann der nicht vorher fragen?

Die Redakteurin setzt sich mir schräg gegenüber und wird auf einmal ganz ruhig. Jetzt scheint sie in ihre vertraute Rolle zu schlüpfen.

»So, Olaf«, beginnt sie. »Dann erzähl doch mal. Wie war das für dich, als du das Torette bekommen hast?«

»Tuu-rette«, korrigiere ich.

»Wie?«

»Es heißt Tu-rette. Nicht To-rette. War ein Franzose, nach dem die Krankheit benannt wurde.«

»Ach, schau. Ich dachte, der war Amerikaner.« Sie kichert kurz auf, wird aber gleich wieder ernst. »Wie auch immer. Jetzt erzähl mal, wie war das für dich?«

Ich erzähle. Die Aufregung ist plötzlich weg. Ich gebe mir große Mühe, zwischendurch nicht zu fluchen oder zu ticcen. Wenn man von einigen Unterbrechungen absieht, in denen die Redakteurin offenbar zunehmend ungeduldig aus dem Zimmer stampft, um mit der Faust gegen die Tür meines Mitbewohners zu hämmern, der gerade ziemlich laut

Gitarre spielt, läuft alles glatt. Ich verhaspele mich kein einziges Mal. Und ich ticce auch nicht. Wobei ich mich natürlich frage, wie viele meiner Antworten wohl in den Fünf-Minuten-Beitrag hineinpassen werden.

Ich bin froh, dass mir das freie Reden vor der Linse so gut gelingt. Ich lächle die Redakteurin an. Doch sie lächelt nicht zurück. Vielmehr wirkt sie mit jedem langen Satz, der mir ticfrei über die Lippen geht, immer gestresster und ärgerlicher.

»Lass uns noch mal auf die Schimpfwörter zurückkommen, Olaf. Fällt dir dazu noch was ein?«

»*Der blöden Tusse sollen wir was vorticcen?*«

»Ich kann es selber nicht so genau sagen, aber ich denke, Schimpfwörter sind das wirksamste Mittel, um Aufmerksamkeit zu erregen. Deshalb ticce ich mit Schimpfwörtern. Nicht, weil Tourette irgendwie grundsätzlich böse wäre.«

»Aber warum verletzt du Leute?«

»Ich verletze die Leute ja nicht. Wenn man so will, tut das nur meine Krankheit, oder besser: Was ich sagen muss, das verletzt sie, aber das will ich ja gar nicht.«

»Manchmal ist das doch aber ganz befreiend, oder? Mal ehrlich jetzt, Olaf: Machst du es manchmal extra?«

»Nein, natürlich nicht. Um sagen zu können, was ich denke, dafür brauche ich keine Krankheit.«

Die Redakteurin reitet noch mehrere Minuten auf dem Thema herum. Hofft sie, mich dadurch zu einem Fluch provozieren zu können? Schließlich lässt sie sichtlich genervt die Kamera abschalten.

Kaum ist die Kamera aus, kommen die Tics zurück, und ich belle ein bisschen. Inzwischen bin ich mir sicher, dass es keiner meiner Sätze aus dem Interview ins Fernsehen schaffen wird. Zu wenig Drama. Zu viel Information.

»Wollen wir irgendwo etwas essen gehen? Müsste doch langsam Mittagszeit sein«, sage ich in die Runde. Ich hatte tatsächlich gehofft, auf Kosten des Senders essen zu können. Aber von wegen. Ich ernte verständnislose Blicke.

»Keine Chance. Wir müssen das bis heute Abend über die Bühne bringen«, sagt der Kameramann barsch.

Der nächste Dreh unserer »Tourette-Tagestour« soll im Uni-Center stattfinden, dem Miniaturgeschäftsviertel für Studenten. Dorthin geht es am schnellsten zu Fuß. Der arme Kameramann muss also sein schweres Gerät schleppen. Bereits nach fünf Minuten lädt er es jedoch seinem Hippie-Assistenten auf. Marion ist die anhaltende Aufregung inzwischen deutlich anzumerken. Des Öfteren hören wir ein lautes »Fotze!« oder »Arschloch!« aus ihrem Mund. Ich beschränke mich auf ein sporadisches »Ha!«, bei dem ich den Mund verziehe, was man, mit viel Wohlwollen, noch als verhinderten Nieser durchgehen lassen kann.

»Das hört sich schon besser an. Das ist gut!«, kommentiert die Redakteurin süffisant Marions Schimpfwörter. »Meinst du, das kriegst du gleich auch vor der Kamera hin?«

»Ich kann's versuchen.«

Immer wieder bemüht sich der Kameramann, unsere Tics in den Kasten zu kriegen, doch es gelingt ihm nicht. Sobald er den Knopf drückt und das kleine rote Lämpchen blinkt, sind die Tics verschwunden. Stehe ich vor der Kamera, ticct Marion, wird sie gefilmt, dann ticce ich.

Wir werden beim Gang durch eine Passage gefilmt. Ich gehe einfach neben Marion her, und es passiert: gar nichts. Die Redakteurin kriegt einen Wutanfall und schreit: »Scheiße!«

Schließlich hält auch der Kameramann ernüchtert inne. »Also, passiert ist ja jetzt nicht so viel. Gehst du bitte noch mal allein durch die Passage? Vielleicht mit ein bisschen mehr Ticcen oder so?«

»So einfach kriegt der mich nicht! So einfach nicht!«

Ich laufe durch die Passage. Alleine. Aber meine Tics verweigern sich. Eben wie kleine Kinder: Sie können den ganzen Tag nerven, aber wenn sie dann mal was vorführen sollen, sind sie plötzlich ganz schüchtern. Marion steht währenddessen im Off und ticct munter vor sich hin. Die Redakteurin feuert mich immer wieder durch Kommentare an: »Lass es raus, Olaf!«, oder: »Uns stört es nicht, wenn du uns beleidigst.«

Auch beim dritten Mal klappt es nicht. Wieder befindet der Kameramann das Material für langweilig. Er bittet mich, die Tics zu schauspielern, aber das ist mir zu blöd. Zumal ich hier ja noch nicht mal bezahlt werde.

Ich versuche es noch ein viertes, fünftes und sechstes Mal. Ohne Erfolg. Mittlerweile ist es halb vier. Vielleicht hat die Redakteurin Erbarmen mit uns, vielleicht hat sie aber auch keine Lust mehr. Jedenfalls setzen wir uns in ein Schnellrestaurant, wo wir eilig unseren Hunger stillen. Auf eigene Rechnung natürlich. Als wir fertig sind, will der Kameramann zum nächsten geplanten Drehort, doch die Redakteurin winkt ab.

»Wir haben eigentlich schon genug Material«, sagt sie, »und ihr wollt ja sowieso nicht für die Kamera ticcen.« Sie klingt müde.

Wir fahren zurück in die WG, und der Hippie-Tonangler schleppt alles, was dort zwischengelagert wurde, zurück ins Auto. Der Kameramann und die Redakteurin tippen währenddessen synchron auf ihren Handys herum. Als alles eingeladen ist, meint die Redakteurin noch: »Wir senden euch eine Kopie zu und sagen rechtzeitig Bescheid, wann der Beitrag ausgestrahlt wird.« Dann sind sie weg.

Kaum ist die Tür ins Schloss gefallen, umarmen Marion und ich uns. Marion ist ebenso erschöpft wie ich, aber auch ein wenig glücklich. Irgendwie sind wir stolz, es geschafft zu haben. Trotzdem wollen wir beide jetzt nichts als unsere Ruhe. Als kurz darauf das Auto ihrer Eltern auf den Parkplatz einbiegt, läuft Marion schnell nach unten, steigt ein und winkt mir zum Abschied zu.

Zwei Wochen später wird der Bericht ausgestrahlt. Und siehe da: Marion und ich sind plötzlich ein Liebespaar!

»Sehen Sie gleich: Olaf und Marion – das Tourette-Pärchen. Wie sie sich trotz ihrer Krankheit lieben lernten und gegenseitig Kraft geben«, verkündet die Moderatorin.

Und ich bin fuchsteufelswild. Am Telefon hatte mich die Redakteurin gefragt, und ich hatte ihr klipp und klar geantwortet: »Wir sind kein Liebespaar.« Aber das war denen wahrscheinlich zu wenig Herzschmerz, zu wenig Drama.

Leider haben wir keinerlei Mitbestimmungsrecht an dem Material. Blauäugig, wie ich war, hatte ich wirklich geglaubt, es ginge dem Sender um seriöse Aufklärung über eine Krankheit.

Und so verabschiede ich mich von dem zugegeben etwas naiven Traum, durch den Beitrag würden sich plötzlich die Blicke der anderen auf mich und Marion verändern und ich könnte mich wieder als Teil der Gesellschaft fühlen. Tatsächlich verschwindet weder mein Stress noch meine Angst. Das Fernsehen hat keine magischen Kräfte. Marion geht kurze Zeit später wieder in vollstationäre Behandlung, und ich bekomme sie nicht mehr zu Gesicht. Irgendwie schaffe ich es auch nicht, sie zu besuchen. Denn auch mit mir geht es, wenn ich ehrlich bin, immer weiter bergab. Die ständig wechselnden Medikamente und ihre Nebenwirkungen, meine Zukunftsangst und die zermürbenden Tics – es wächst mir einfach alles immer mehr über den Kopf.

Monate später meldet sich die Redakteurin übrigens noch mal bei mir.

»Hallo, Olaf«, sagt sie, als wäre überhaupt keine Zeit seit Beginn unserer innigen Freundschaft vergangen. »Du erinnerst dich bestimmt noch an mich, wir haben mal einen Beitrag über dich und deine Freundin gedreht.«

»Stimmt. Ich erinnere mich ziemlich gut.«

»Na, supi! Wie geht's dir denn so?«

»Na ja …«

»Und hättet ihr beiden nicht Lust, noch mal bei so was mitzumachen? Du und die andere?«

Ich bleibe ganz ruhig und sage: »Marion heißt sie, und das ist leider nicht möglich. Sie hat sich das Leben genommen. Sie ist tot.«

»Oh ja. Also, das tut mir jetzt leid. Ist denn …«

»Ich habe keine Lust, noch mal mitzumachen. War das alles?«

»Ähm … Ja. Also, okay. Gut. Mach's gut.«

Ich lege auf.

Marion hat es tatsächlich nicht mehr ertragen und Suizid begangen. Ich habe im Tourette-Forum davon erfahren und konnte es erst gar nicht glauben. Wollte es nicht glauben. Nicht wahrhaben. Als ich von ihrem Tod erfuhr, machte ich mir Vorwürfe. Hätte ich es verhindern können? Gleichzeitig packte mich die Angst, dass ich selbst irgendwann so enden könnte. Dass ich gegen die Krankheit verlieren würde, dass ich es nicht mehr schaffen, dass Tourette mich irgendwann verschlingen und tot wieder ausspucken würde.

Es heißt, eine Mitpatientin habe zu Marion gesagt: »Du kannst nicht mit uns kommen! Du bist doch nur peinlich mit deiner Krankheit!«, und das sei der Auslöser für ihre Entscheidung gewesen. Ob das stimmt, weiß ich nicht. Aber wenn es stimmt, dann hätten Worte sie umgebracht. Wie aber kann man jemand anderen oder sich selbst vor Worten schützen? Ich weiß es nicht. Fest steht nur: Als Ritter hatte ich versagt.

Und nicht nur als Ritter. Auch als Mitbewohner. Tom und ich streiten uns immer öfter darüber, wer wann wie gründlich das Bad geputzt hat, wer sein Geschirr mal wieder nicht weggeräumt hat und so weiter. Wenn ich meine Ruhe brauche, dann übt er Gitarre oder die ganze Wohnung ist mal wieder voll mit seinen Kumpels.

Leider bin ich als Kind nicht in einen Zaubertrank gefallen, deshalb habe ich auch keine Widerstandskräfte wie Obelix. Besonders angreifbar werde ich bekanntlich, wenn ich meinen Rückzugsort verliere, mein Zimmer, in dem ich meine Ruhe habe und in dem ich wirklich ticcen kann, wie ich will oder muss. Toms Kumpels haben mir immer wieder versichert, wie tolerant sie sind. Auch Philipp, der freundliche Nerd, der direkt neben mir wohnt. Philipp hat seine Toleranz leider so sehr betont, dass mein Tourette eines Tages beschließt, sie auf die Probe zu stellen.

Ein paar Tage nachdem ich mich in der Küche nett mit ihm unterhalten habe, zeigt sich ein Tic, der seine Geduld außerordentlich stark strapaziert: Mit aller Kraft trommle ich gegen die Wand. Ich wiege immer noch über neunzig Kilo. Wenn ich also die Wand malträtiere, dann erbebt das ganze Zimmer.

Zugegeben, Philipp ist wirklich ein widerstandsfähiger Brocken. Mein immer heftiger werdendes Getrommel hält er immerhin zwei Wochen aus. Als ich jedoch anfange, mich auch nachts beim Gang auf die Toilette bemerkbar zu machen und vom Klo aus gegen seine Wand zu schlagen, wird es selbst ihm zu viel. Er schlägt ebenfalls gegen die Wand. Dann fängt er an zu schreien. Zum Glück kann ich seine Wutäußerungen durch die Wand nicht verstehen.

Leider kennt Philipp meinen Tourette-Mechanismus schlecht. Auf die Reaktion hat die Krankheit nämlich die ganze Zeit nur gewartet. Durch seine Wut kippt Philipp Öl ins Feuer, verstärkt meinen Stress und damit auch das Geklopfe an der Wand. Während ich den Boden bearbeite, tut es mir gleichzeitig leid. Ehrlich. Ich suche keinen Ärger, und ich finde Philipp wirklich sympathisch. Ich nehme ihm auch ab, dass er sich um Toleranz bemüht. Daher versuche ich zunächst, meine nächtlichen Streifzüge zum Klo zu unterbinden. Und wenn es sich gar nicht vermeiden lässt, dann verschränke ich die Arme – unter Aufbietung all jener inneren Kräfte, die mir zur Tic-Unterdrückung zur Verfügung stehen. Ein grausames nächtliches Ritual.

Als Philipp dann jedoch anfängt, seinen Unmut über die Lärmbelästigung auch am Tage zu äußern, reißt meinen Tics und mir der Geduldsfaden. Es ist schließlich eine Krankheit, sage ich mir. Ich kann doch nichts dafür! Soll er halt ausziehen. Hauptsache, er lässt mich endlich in Ruhe!

Einmal begegne ich Philipp auf dem Weg zur Waschküche, und da blafft er mich an: »Das ist ja der reinste Psychoterror mit dir. Das hält doch kein Mensch aus, dieses Geklopfe.«

»Tut mir leid.«

»Wegen dir muss ich jetzt bei meiner Freundin wohnen, aber das geht auch nicht jeden Tag. Ich habe bald Prüfungen und brauche den Schlaf!«

»Ich kann doch nichts dafür ...«, versuche ich halbherzig zu antworten, aber Philipp hört mir schon gar nicht mehr zu.

In den folgenden Tagen verfolge ich zwei Strategien. Erstens: so wenig wie möglich in der Wohnung sein. Zweitens: so wenig wie möglich das Bett verlassen, falls ich doch mal zu Hause bin. Das Bett steht an der klopf-sicheren Außenwand. Mich in meinem eigenen Zimmer zu bewegen gleicht dem Wandeln auf einem Minenfeld.

Je mehr ich mich in meinem Bett verkrieche, desto stärker wird der Stress. Ich kann zwar nicht mehr gegen Philipps Wand hämmern. Aber ich kann gegen das Heizungsrohr schlagen. Auch das ist für Philipp ziemlich laut.

Eines Tages steht er schließlich vor unserer WG-Tür und will mit mir reden. Ich bin inzwischen nervlich ziemlich am Ende und will am liebsten niemanden sehen. Wir setzen uns im Wohnzimmer einander gegenüber, und dann fange ich plötzlich an zu heulen. Ich kann einfach nicht anders.

»Genau das wollte ich nicht«, höre ich Philipp sagen. »Dich weinen sehen. Es ist einfacher, dich zu hassen, als mich zu hinterfragen.«

Wenn es wenigstens einen Bösewicht gäbe, einen, der offensichtlich schuld ist an der Misere, dann wäre alles einfacher. Für uns beide. Aber Philipp ist ebenso am Ende wie ich. Wir unterhalten uns länger als zwei Stunden, wir suchen wirklich nach einer Lösung. Aber wir finden keine.

Zum Abschied verspricht Philipp, an diesem Abend wieder bei seiner Freundin zu übernachten. »Schlaf dich erst mal aus«, sagt er.

Leider geht Tourette auch vom Ausschlafen nicht weg.

Mit der Zeit geht es mir immer schlechter. Mein Rückzugsort ist mir genommen, der Stress, den ich draußen auf der Straße den ganzen Tag mit Tourette habe, ist nun auch in meine eigenen vier Wände eingezogen. Ich komme mir vor wie im Big-Brother-Haus, mit Kameras auf dem Klo und in der Dusche. Einfach überall. Ich kann nirgendwohin.

Irgendwann muss ich mir eingestehen, dass ich am Ende bin. Ich fühle mich nur noch fertig, habe keine Kraft mehr, bin aggressiv, getrieben und gleichzeitig völlig ausgelaugt. Ich weiß mir nicht anders zu helfen: Ich brauche einen verdammten Cut. Die Worte von Marion fallen mir wieder ein. »Dorthin könntest du auch.«

Ich stehe von meinem Bett auf, trotte ins WG-Wohnzimmer, greife zum Telefon und wähle die Nummer einer psychiatrischen Klinik.

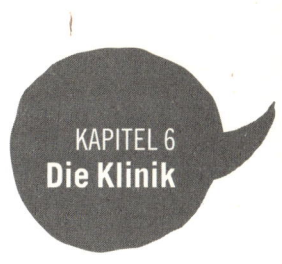

Ich renne durch einen knallgrünen Wald und trete Holz-
kisten kaputt. Dabei drehe ich mich wie ein Wirbelwind und
sammle die Äpfel aus den Kisten ein. Ich springe Riesen-
käfern auf den Kopf, rase weiter über einen schmalen Steg,
der eine breite Schlucht überquert, und da verliere ich das
Gleichgewicht. Ich kippe nach rechts und stürze in die
Schlucht. Game over. Zum ungefähr tausendsten Mal. Ich
schreie auf – viel lauter, als es der verdammte Beuteldachs
von Crash Bandicoot jemals könnte – und werfe den Control-
ler in die Zimmerecke. Ich kann nicht anders.

An der Seite hat das Gerät jetzt einen breiten Riss, und als
ich es wieder anschließe, ist Crash Bandicoot gelähmt.

Ich liege auf meinem Bett in der offenen psychiatrischen
Abteilung. Gnädigerweise hat man mir gestattet, meine Playstation an den Fernseher anzuschließen, aber damit ist jetzt
wohl erst mal Schluss. Außerdem stehe ich massiv unter
Medikamenteneinfluss, und meine Reaktionen sind dementsprechend langsam. Mein Gehirn fühlt sich breiig an.

Wie ein bekiffter Fisch glotze ich auf den Fernseher und
stelle mir vor, die Flimmerkiste wie Crash Bandicoot mit
einer schnellen Drehung kaputtzutreten. Die Wände im
Zimmer sind weiß und kahl. Ein paar Stellen sind unle-
serlich mit Bleistift bekritzelt, und auf meinem Bettgestell
klebt ein eingerissenes Duplo-Sammelbildchen von Diego

Maradona. Was soll ich hier machen, außer mit der Playstation zu zocken?

Das Interessanteste heute war bisher die Visite des Oberarztes. Er hat mich mit einem Nicken begrüßt, sich mit einem Klemmbrett ans Fußende meines Bettes gestellt und mich im Stakkatotakt nach der Heftigkeit meiner Tics und den Nebenwirkungen der Neuroleptika befragt. Mit den Medikamenten will man hier vor allem eins erreichen: meine Tics unterdrücken. Die Symptome kurieren.

Generell ist die Medikationsstrategie folgende: Wenn meine Tic-Frequenz gleich bleibt oder leicht sinkt, bekomme ich das Medikament weiter – egal, wie breiig sich mein Hirn anfühlt. Geht die Tic-Frequenz rauf, bekomme ich ein anderes Präparat. Daher ist alles, was den Doc interessiert, die Art, Schwere und Häufigkeit meiner Tics.

Weil ich selbst darüber nicht Buch führe und die Tic-Häufigkeit ohnehin von tausend Faktoren abhängt, erzählte ich ihm irgendetwas und versuchte, einen möglichst positiven Eindruck zu vermitteln, damit ich kein neues Medikament bekam. Das Ausschleichen des alten und die Einstellung auf ein neues Präparat kenne ich zur Genüge. Es ist purer Stress.

»Ja, die Geräusche mache ich noch. Wie immer. Ich fluche aber kaum noch.«

»Hm, hm.« Kein Nicken. Keine sichtbare Reaktion. »Und wie sieht es mit dem Körper aus? Ich sehe keine neuen Verletzungen.«

Beim Aufnahmegespräch hatte ich leider Gottes erwähnt, dass ich mich auch schon mal selber gebissen habe, und deshalb wurde ich anscheinend sofort als labil und suizidal eingeordnet. Sagt doch gleich, dass ihr mich auf die Geschlossene schicken wollt.

»Nein. Selbst verletzt habe ich mich nicht mehr. Ich habe auch nicht mehr so einen Drang verspürt. Alles gut.«

»Und wie sieht es mit den Zuckungen aus?«

»Spielen kaum eine Rolle. In den letzten Wochen habe ich sowieso kaum gezuckt. Das Problem war eher das Beleidigen.«

»Hm, hm.« Er machte noch ein paar Notizen und verschwand dann.

Crash Bandicoot ist noch immer gelähmt, und ich beschließe, eine rauchen zu gehen. Zum Glück darf man im Zimmer nicht rauchen, ansonsten wäre ich inzwischen wahrscheinlich zum Kettenraucher mutiert. Dafür gibt es einen Raucherraum am anderen Ende des Flurs. Ich schnappe mir die Zigaretten, verlasse mein Zimmer und sehe das Ende des Flurs wie den Weg von Crash Bandicoot auf mich zukommen. Die Wände sind weiß gestrichen und mit selbstgemalten Bildern von Patienten geschmückt. Auf einem Bild ist ein kahler Baum zu sehen, der in einer tristen, felsigen Umgebung steht. Schwarz ist bei allen hier ausgestellten Gemälden definitiv die vorherrschende Farbe. Ich drehe mich träge um die eigene Achse und stelle mir vor, die Bilder herunterzureißen, um dadurch Punkte einzukassieren, bevor die Feinde sie einheimsen. Die Feinde, das sind die Stationsschwestern, die Ärzte und die anderen Patienten.

Aus dem Schwesternzimmer dringt Geschnatter und Gekicher. Dann ein schrilles Lachen. Das ist Schwester Babsi, die ich von allen am wenigsten leiden kann. Sie behandelt mich wie einen Sträfling. Sie bellt Kommandos durch den Flur und schüttelt jedes Mal missbilligend den Kopf, wenn sie mich mit der Playstation sieht. Außerdem klingt ihr abfälliges Lachen so, als würde man mit einem Stacheldraht über eine Geige ratschen. Wenn die Ärzte wollen, dass ich weniger ticce, müssten sie eigentlich zuerst diese Schwester feuern.

Jetzt kommt sie aus dem Schwesternzimmer, und ich stelle sie mir als großen, ekelhaften Käfer vor, den ich mit einem Sprung plattmachen und zum Verpuffen bringen muss.

»Herr Blumberg, die Ergotherapie fängt gleich an«, keift sie. »Seien Sie diesmal bitte pünktlich.« Schwester Babsi hat einen starken sächsischen Akzent. Ihr »Herr Blumberg« klingt wie »Höa Plümbäarsch«. Ich hasse es, wenn sie meinen Namen ausspricht.

Im Krankenhaus gibt es eine strenge Tagesstruktur. Um acht Uhr aufstehen, um Viertel nach acht Frühstück, dann Visite, dann Frühsport und Gemeinschaftsgruppe, um Punkt zwölf Mittagessen, dann Mittagsruhe, um fünfzehn Uhr Ergotherapie, um achtzehn Uhr Abendbrot und ab zweiundzwanzig Uhr Nachtruhe. Der Abend steht zur »freien Verfügung«. Jetzt ist es Viertel vor drei.

Ich gehe stumm an Schwester Babsi vorbei und schüttele die Zigarettenschachtel. In meiner Vorstellung hüpfe ich weiter durch den Gang, reiße die Bilder herunter, lasse zwei kleine Stühle zerspringen, vermute unter dem Esstischchen explosives Material, das ich nicht berühren darf, und betrete den Raucherraum. Der nächste abenteuerliche Level. Doch dort ist die Luft abgestanden, es riecht nach kaltem Rauch, und mich erwarten lediglich drei meiner Mitpatienten.

Als ich in der Aufnahme der Klinik anrief, kam natürlich nicht sofort ein Krankenwagen und holte mich ab. Das war nur meine klischeehafte Horrorvorstellung gewesen. Und gleichzeitig die Hoffnung auf Erlösung. Einfach anrufen, und alles wird geregelt. Die Nummer wählen und sich fallen lassen.

»Man kann sich nicht einfach selbst einliefern«, erklärte mir die Frau am anderen Ende der Leitung stoisch. »Gehen Sie erst mal zu Ihrem Hausarzt.«

Der hatte nichts dagegen, mich für eine Weile aus dem Verkehr zu ziehen. »Sie wollen ein paar Wochen in der Klinik verbringen? Ja, gut, das ist vielleicht gar keine schlechte Idee«, sagte er, nickte und gab mir die Einweisung.

Meine Eintrittskarte ins Irrenhaus. Als ich seine Praxis verließ, verspürte ich so etwas wie Erleichterung. Ich war still, während ich mit der U-Bahn nach Hause zurückfuhr, ich war still, als ich mein Zimmer betrat, und ich war auch still, als ich anfing zu weinen.

Crash Bandicoot weint nicht mal, wenn er von einem ekligen Riesenkäfer gefressen wird. Ich schon. Ich habe danach noch sehr oft geweint, beinahe jeden Tag.

Ich bin zwar erleichtert, mit der ganzen Welt da draußen nichts mehr zu tun zu haben. Eine andere Stimme in mir jedoch ist wütend und hat Angst: »So weit ist es also gekommen? Du gehst freiwillig in die Klapse? Das war's dann wohl mit deinem Leben, Olaf! Das wird nie wieder gut!«

Wenn ich mir allerdings Pavel, Ania und Werner ansehe, denke ich manchmal, dass es mich vielleicht noch schlimmer hätte treffen kennen. Die drei sind meine Zimmernachbarn. Pavel hat einen Poposcheitel, ist moppelig, und seine Haare sind permanent fettig. Er fummelt auch ständig an seinen Fingern herum, als hätte er unsichtbare Popel daran kleben. Er raucht bestimmt sechzig Kippen am Tag und versucht sogar noch, aus meinen weggeworfenen Stummeln das letzte bisschen Nikotin herauszusaugen. Das Schlimmste an ihm ist, dass er dauernd auf den Boden spuckt. Ania spricht den ganzen Tag mit Menschen, die zwar niemand von uns sehen kann, die ihr aber anscheinend große Schmerzen zufügen wollen. Meistens verstehe ich kein Wort von ihrem Gebrabbel. Nachts löst sie manchmal den Schwesternalarm aus und brüllt dann Dinge durch den Flur wie »Hilfe! Geht weg, ihr Schweine, haut ab!«. Außerdem nutzt sie jede Gelegenheit, um Zigaretten zu schnorren.

Und eben Werner. Er ist Sozialarbeiter und sieht auch genauso aus. Pferdeschwanz, runde Brille und Cordsakko. Das Leiden seiner Klienten ist ihm, wie er immer wieder erzählt, zu sehr an die Nieren gegangen. Anstatt jedoch kürzerzutreten, hat er sich mit Alkohol betäubt und schließlich in einen Burn-out manövriert. »Am Ende wollte ich mich wohl selber therapieren«, sagt er mindestens zehnmal am Tag. Ansonsten erzählt er gerne von Baumärkten und Luftgewehren. Dummerweise habe ich ihm gleich am ersten Tag auf die Nase gebunden, dass ich auf Lehramt studiere. Seitdem glaubt er in mir einen Seelenverwandten gefunden zu haben, der, genau wie er selbst, eigentlich nicht hierhergehört.

»Hi«, sage ich, gehe langsam zum Fenster und zünde mir eine Zigarette an. Von den dreien kommt keine Antwort. Sie starren nur vor sich hin. Eine Sekunde lang sehe ich mich als Crash Bandicoot auf ihre Köpfe hüpfen und dann durchs Fenster springen.

Auch im Raucherraum hängen selbstgemalte Bilder. Auf einem sieht man eine kleine schwarze Gestalt, die sich in einer riesigen roten Blase befindet. Auf den ersten Blick sieht es so aus, als würde ihr Kopf explodieren. Auf den beiden Tischen stehen große Aschenbecher, trotzdem liegen überall Kippenstummel herum. Rechts neben Pavel sehe ich einen großen Spuckfleck auf dem Boden. Wenn man nicht schon depressiv ist, ist der Raucherraum dieser Klinik wohl der beste Ort, um es zu werden.

Ania tritt von hinten vorsichtig an mich heran, als hätte sie Angst vor mir. »Kannst du mir bitte eine Zigarette geben?«, flüstert sie und beißt sich auf den Zeigefinger.

»Tut mir leid, Ania«, antworte ich. »Ich hab selber kaum noch welche. Außerdem hab ich dir schon 'ne halbe Schachtel gegeben.«

»Kannst du mir bitte eine Zigarette geben?«

»Ania …«

»Kannst du mir bitte eine Zigarette geben?« Ania kann ziemlich hartnäckig sein.

»Frag doch mal deine unsichtbaren Freunde.«

»Kannst du mir bitte eine Zigarette geben?« Als wollte sie mir drohen, dass gleich Blut fließt, wenn sie nicht sofort eine Zigarette bekommt, beißt sie noch fester auf ihren Finger. Ich halte ihr meine Schachtel hin. Hastig nimmt sie eine Zigarette heraus und schiebt sie sich zwischen die Lippen.

»Aber steck mit dem Ding nicht die Hütte hier an«, witzele ich, doch Ania sieht mich nur teilnahmslos an. Pavel macht ein schniefendes Geräusch und fährt sich mit der Hand übers Gesicht. Ich stehe stumm am Fenster, gebe ein paar lustlose Bellgeräusche von mir und rauche ansonsten still vor mich hin.

»*Na, wenn das hier nicht spaßig ist, Olaf! Glaubst du wirklich, du wirst mich auf die Art los? Im Gespräch mit den Matschköpfen?*«

»*Vielleicht sollte ich es mal mit Lobotomie probieren. Vielleicht kriege ich dich ja damit.*«

»*Von mir aus gern. Mach aus deinem Gehirn einen schönen Schweizer Käse!*«

Nach einer gefühlten Ewigkeit ergreift schließlich Werner das Wort. »Na, Herr Lehrer«, beginnt er, »heute schon im alten Goethe geschmökert?« Werner hat die äußerst nervende Angewohnheit, einen beim Reden die ganze Zeit zu fixieren.

»Wieso Goethe? Ich hab bis gerade eben Playstation gezockt.«

»Ich auch. Im Zimmer gehockt. Wir hocken alle in unserem eigenen Kopf, sagt Seneca.«

Ich ziehe mehrmals die Augenbrauen hoch, und der Mittelfinger meiner rechten Hand zuckt ein paarmal in Werners Richtung.

»Als vernünftiger Mensch hat man es nicht leicht in einer

Irrenanstalt. Ich habe anderen geholfen, aber eigentlich wollte ich mir selbst helfen. Hat leider nicht geklappt. Ich hab irgendwann immer mehr getrunken. Zwei Flaschen Wein am Abend.«

Ich fange an, ein wenig zu jaulen. Werner sieht mich mitleidig an. »Lass es ruhig raus, Olaf. Nachher fühlst du dich besser.«

Ich belle, lauter jetzt. Werner redet weiter. »Ich glaube, die Ania ist in den Pavel verliebt. So was sehe ich sofort. Aber die sollte nicht so viel rauchen. Das ist nicht gut für sie. Ich hab früher zwei Flaschen Wein am Tag getrunken. Zwei ganze Flaschen.«

»Werner«, schreie ich plötzlich, »kannst du bitte einfach mal die Klappe halten?!« Pavel zieht hörbar den Rotz hoch und spuckt in die Ecke. Werner sieht mich unverwandt an und nickt. »Schon okay, Olaf, das sind die Aggressionen. Das ist ganz normal. Dafür musst du dich nicht …«

Ein kräftiges Pochen an der Tür lässt Werner verstummen. Es ist Schwester Babsi.

»Allesamt Kippe ausdrücken und Abmarsch zur Ergotherapie!«, knattert sie und klatscht in die Hände, als wären wir ein Haufen Hunde, denen man Disziplin beibringen muss. Wir gehorchen und trotten ihr in den Nebenraum hinterher, der sich vom Raucherraum nur dadurch unterscheidet, dass es hier nicht nach Rauch stinkt. Außerdem liegen Buntstifte und Papier auf den Tischen. Es heißt zwar Ergotherapie, aber in Wirklichkeit ist es eher eine Beschäftigungstherapie. Hauptsache, wir machen irgendwas.

»Setzen Sie sich!«, ruft Schwester Babsi in zackigem militärischem Ton. Sie scheint zu glauben, dass sie uns nur so kontrollieren kann, dass wir sie sonst bedrohen oder ausrasten würden. Dabei strahlen die Patienten hier die Gefährlichkeit einer Heizdecke aus. Vielleicht war sie vorher auf einer Station mit Gewalttätern.

»Heute wird gemalt«, befiehlt sie. »Heute sind wir mal richtig kreativ.« Ania beginnt sofort damit, schwarze Flecken auf ihr Blatt zu malen. Wahrscheinlich malt sie wieder ihre schwarzen Löcher. Ania malt jedes Mal schwarze Flecken und sagt am Ende der Stunde: »Meine Krankheit ist wie ein schwarzes Loch. Das schwarze Loch hält mich fest.« Pavel reibt sich übers Gesicht. Von der Seite sieht es fast so aus, als wollte er einen Popel aufs Papier schmieren. Werner blickt sich im Raum um und wartet erst mal ab, was die anderen so machen. Ich zeichne langsam einen Kreis mit zwei kurzen Beinen und spüre das altbekannte Kribbeln in mir an- und abschwellen.

»Komm, Olaf. Halt der fetten Tussi den Spiegel vor! Die hat's verdient. Zeichne einen Fettklops und schreib Babsi *obendrüber.«*

Während wir malen, wandert Schwester Babsi durchs Zimmer. Am Eingang bleibt sie eine Zeitlang stehen, als wollte sie sicherstellen, dass niemand stiften geht.

Ich lehne mich zurück. Ich habe noch nie gerne gemalt.

Schwester Babsi pirscht sich von hinten an mich heran und sieht auf mein fast leeres Blatt. »Herr Blumberg! Mal wieder keine Lust?«

»Ich …«

»Sie können auch was häkeln oder hämmern, wenn Sie nicht malen wollen.«

»Los, Olaf, sag ihr endlich mal die Meinung! Die mit ihren lächerlichen Beschäftigungsideen, die ist doch an allem schuld! So eine Sklaventreiberin!«

Wieder einmal trifft mich die Erkenntnis wie ein Schlag, dass ich vor gar nicht so langer Zeit noch mehr oder weniger friedlich studiert habe und niemandem Rechenschaft schuldig war. Jetzt muss ich die strenge »Rückmeldungspflicht« einhalten, wenn ich nur mal in die Stadt gehen will, und darf ansonsten malen, häkeln oder hämmern. Es ist zum Verzweifeln, und meine Aggressionen gegen Schwester Babsi und diese ganze verdammte Anstalt sind in den letzten Tagen immer stärker geworden.

»Ich muss erst noch überlegen, was ich machen will«, sage ich. »Kann ich vielleicht auch was schreiben?«

Schwester Babsi schüttelt erbarmungslos den Kopf. »Das ist hier kein Deutschkurs, sondern ein Werkraum. Also malen Sie doch einfach mal was.«

»Ach ja?«, sage ich etwas lauter. »Und wieso?«

»Gut, Olaf! Weiter so! Reg dich auf! Sag der alten Kuh, was du von ihr hältst! Du bist doch ein intelligenter Mensch!«

»Weil es gut für Sie ist«, entgegnet sie.

»Aber ich kann nicht malen! Ich habe in meinem ganzen Leben noch nie gern gemalt! Nicht mal im Kindergarten!«

»Olaf«, mischt sich Werner ein, »pass mal ein bisschen mit deinem Ton auf. So kommst du nicht weiter. Du als angehender Lehrer müsstest das eigentlich wissen.«

Schwester Babsi beachtet ihn nicht. »Hier wird gemalt, Herr Blumberg. Deswegen heißt es ja Werkraum. Das ist einfach so.«

Ich stehe so ruckartig auf, dass der Stuhl hinter mir auf den Boden fällt. Schwester Babsi schreckt zurück.

»Und woher wollen Sie wissen, was gut für mich ist? Ausgerechnet Sie?«

Ich spüre das Kribbeln in meinem Bauch, den unaufhaltsamen Tourette-Drang, und es platzt aus mir heraus: »Sie fette Sau!«

»Ja, Olaf, gut so! Ich bin stolz auf dich!« Werner steht ebenfalls auf, kommt auf mich zu und hebt beruhigend die Hände: »Du bist ziemlich aggressiv, Olaf.«

Schwester Babsi sieht mich nur ganz ruhig an. »Weil wir ausgebildet sind«, sagt sie, »zum Beispiel deshalb.«

»Sie haben doch keine Ahnung!«, rufe ich und knülle das Blatt mit dem gezeichneten Klops zusammen. »Wir sollen doch nur malen, weil Sie uns vorher so mit Medikamenten zugedröhnt haben, dass wir nichts anderes mehr können! Deshalb! Und solange die Krankenkasse alles brav bezahlt, ist es Ihnen ja auch völlig egal, ob wir geheilt werden!«

»Olaf«, sagt Werner mit weicher Stimme, »komm doch erst mal ein bisschen runter.«

Ich drehe mich zu ihm um und schreie ihn an: »Lass mich einfach in Ruhe, okay? Überleg dir lieber mal, wie du jemals wieder jemandem helfen willst, so panne wie du bist!« Meinem Drang folgend, setze ich hinzu: »Du Spast!«

Mit stampfenden Schritten laufe ich auf den Flur und lasse die Tür hinter mir zuknallen.

Ich gehe Richtung Treppenhaus und frage mich, was ich hier eigentlich mache. Wie kann man in so einer Atmosphäre aus Langeweile, Stumpfsinn und Benebelung gesünder werden? Wie soll man nicht depressiv werden, wenn man sich tagtäglich diese apathischen Typen anschauen muss? Was sollen die täglichen Visiten, bei denen irgendein Arzt zwar seriös dreinschaut, aber nur meine Krankenakte durchblättert und an ein paar Stellen Kreuze macht? Wie bin ich bloß auf die Idee gekommen, man könnte mir hier *helfen*? Hier wird höchstens den Pharmafirmen geholfen, deren Pillen an mir ausprobiert werden.

»Olaf, ich hab dir gesagt, dass dieser Laden nichts für dich ist. Lass doch einfach alles sausen und hau ab! Hier wirst du sonst echt noch zum Bekloppten.«

»Du hast gut reden, du Freak. Wegen dir bin ich doch überhaupt hier. Ohne dich hätte ich diesen Stress doch gar nicht!«

»Ach, kleiner Olaf, lass dir mal was Neues einfallen. Ernsthaft. Du klingst wie ein Ehemann, der immer seine Frau für alles verantwortlich macht.«

Ich bin so wütend, dass ich überhaupt nicht darauf achte, wo ich hingehe. Ich irre durch die Klinik, fahre mit dem

Fahrstuhl nach unten, begegne Patienten, die einen Tropf neben sich herschieben. Mein Puls hat sich immer noch nicht beruhigt, als ich mich plötzlich vor dem Gebetsraum wiederfinde, dem sogenannten »Raum der Stille«. Die Tür steht offen. Der Raum ist ziemlich klein, und es ist niemand da. Ich gehe hinein und setze mich auf einen Stuhl in der vordersten Reihe. Decke und Wände sind mit Holz verkleidet. Fahles Tageslicht fällt durch die schmalen Milchglasfenster herein. Vorne hängt ein großes Kreuz, davor steht ein normaler Schultisch, wie ein Altar, und darauf brennen zwei große Kerzen. Ich schließe die Augen. Ach ja, erinnere ich mich. Hände falten nicht vergessen. Ich komme mir etwas dämlich vor. Ich habe sehr lange nicht mehr gebetet. Ob es Gott wirklich stört, wenn man beim Beten die Hände nicht faltet?

Vor langer Zeit habe ich schon einmal zu Gott gebetet. Ich kam gerade aus dem Kino, wo ich mir zusammen mit Schulfreunden den Zombie-Action-Film »Resident Evil« angesehen hatte. Ich fand den Film damals genial, war immer noch ganz auf Adrenalin, als ich nach Hause kam, und wähnte mich schon mit abgesägter Schrotflinte und durchgeladener MP5 im Kampf gegen einen Haufen Sargverweigerer, als meine Mutter die Haustür öffnete. Ich setzte mich noch kurz zu meinen Eltern ins Wohnzimmer, wo der Fernseher lief.

Später im Bett faltete ich die Hände und sagte leise zu mir selbst: »Lieber Gott, bitte lass mich ein Leben mit ganz viel Action haben! Mach, dass es nicht langweilig wird. Danke! Ach ja: Amen!« Gott erhörte meine Bitte, allerdings nicht ganz so, wie ich es mir erhofft hatte. Er schenkte mir ein Leben voller Action: mit Zwängen, Geräuschen, Flüchen und Schreien. Er ersparte mir das spießbürgerliche, langweilige Leben und gab mir stattdessen ein Leben mit Angstzuständen, Aggressionen, unerwünschter Aufmerksamkeit und Ablehnung durch andere – ein Leben mit Tourette.

Im »Raum der Stille« denke ich zunächst an gar nichts. Dafür spüre ich, wie meine Wut langsam schwächer wird. Ich hatte nie einen besonders guten Draht zur Kirche. Ich war immer eher Agnostiker, also jemand, der nicht direkt an Gott glaubt, seine Existenz aber auch nicht verneint. Mir war es einfach egal, ob es Gott gibt oder nicht. In meinem bisherigen Leben hat er einfach keine Rolle gespielt.

Ich höre Regen, der gegen die Scheiben trommelt. Es kommt mir vor, als hätte ich die Zeit vergessen. Wenn Gott mir das alles eingebrockt hat, denke ich, dann kann er es vielleicht auch wieder geradebiegen. Wenn die Schulmedizin mir nicht helfen kann, dann vielleicht er. Warum sollte ich ihm nicht wenigstens eine Chance geben?

»Hey, Gott«, versuche ich es flüsternd. »Vielleicht kennst du mich ja gar nicht mehr. Obwohl es heißt, dass du jeden kennst. Ich weiß, dass ich bisher nicht viel auf dich gegeben habe, und ehrlich gesagt hast du mir da auch ganz schön was eingebrockt. Keine Ahnung, ob ich unter den Umständen überhaupt versuchen sollte, dich zu finden. Aber ich hab mir eben gedacht, dass es vielleicht auch nicht schaden kann. Und deshalb bin ich jetzt hier.«

Irgendwie fühlt es sich peinlich an, so zu sich selbst zu sprechen. Wenn ich Gott wäre, würde ich mich wahrscheinlich auslachen. Aber irgendwie fühlt es sich auch gut an. Es ist erleichternd und erholsam, mit jemandem zu reden, der mir ohne gespieltes Mitleid zuhört, ohne geheucheltes Interesse oder Überforderung. Ich muss nicht ständig Angst haben, ihn mit meiner Krankheit zu belasten.

Ich beginne, von Tourette zu erzählen, nicht so, als spräche ich zu Gott, sondern als redete ich mit einem guten Freund. Ich berichte von meiner Scham und von der alten

Frau neulich, die sich so sehr über einen Tic erschrocken hat, dass sie mir mit dem Krückstock eins überzog. Von dem Vormittag an der Bushaltestelle, wo ich wimmerte und Grimassen zog und ein Mann im Anzug mir zuzischte: »So was wie dich hätte Adolf früher vergast.« Ich erzähle von meiner Wut auf alle, die sich nicht mit Tourette herumplagen müssen, die nur voller Befremden auf mich reagieren und nicht verstehen können, wie es ist, sich in der Öffentlichkeit wie ein Schwachsinniger zu benehmen, ohne es zu wollen. Ich erzähle von Schwester Babsi und ihrer herrischen Art. Von meinem Hass auf diese ganzen sedierten Zombies, auf die Ärzte, denen nichts Besseres einfällt, als die Dosierung um ein paar Milligramm zu verändern.

Und das Erstaunliche ist: Je länger ich erzähle, desto weniger aggressiv fühle ich mich. Die Wut ist auf einmal weg. Ich schließe nicht mit »Amen«, sondern mit einem kumpelhaften »Bis bald«.

Ich blicke auf meine Handyuhr und bin überrascht. Es ist fast eine Stunde vergangen. Eine Stunde! Unglaublich! So schnell vergeht die Zeit nicht mal mit Crash Bandicoot und der Playstation.

Nach meinem kleinen Ausraster in der Ergotherapiestunde muss ich zu einem Gespräch mit dem Oberarzt, Schwester Babsi und noch einem Arzt. Ich glaube, es ist der Chefarzt, denn Schwester Babsi sieht ihn an wie einen Gott. Er scheint aber tatsächlich ganz nett zu sein. Die Schwester und die beiden Ärzte sitzen mir im Besprechungsraum gegenüber. Schwester Babsi sagt kein Wort, sieht mich aber auch nicht böse, sondern eher gleichgültig an.

»Haben Sie heute schon geticct? Zuckungen oder verbal?«, fragt der Oberarzt.

Ich verneine, obwohl es gelogen ist, doch das scheint ihn zufriedenzustellen.

»Sehr gut. Die Medikation scheint anzuschlagen«, sagt er.

Dann spricht der Chefarzt und blickt mich dabei freundlich an: »Wenn Sie nicht wollen, müssen Sie ab jetzt nicht mehr zur Ergotherapie. Für manche Patienten ist das nicht das Richtige, das verstehen wir. Allerdings würden wir Ihnen gerne die Tourette-Sprechstunde von Herrn Dr. Negt in Frankfurt empfehlen. Offen gestanden haben wir hier relativ wenig Erfahrung mit der Behandlung Ihrer Krankheit. Herr Dr. Negt jedoch kennt sich da sehr gut aus. Und natürlich können Sie bei uns bleiben, so lange Sie wollen.«

Seit ich nicht mehr zur Ergotherapie muss und insgesamt mehr Freizeit habe, die ich meist außerhalb der Klinik verbringe, geht es mir besser. Nach fünf Wochen habe ich mich merklich entspannt. Meine Aggressionen sind zurückgegangen, und es tut mir gut, dass mein Alltag strukturiert ist und ich mich nicht um den Einkauf, das Essen, die Wäsche und den Haushalt kümmern muss. Es ist auch egal, ob ich nachts im Zimmer gegen die Wand hämmere. An meinen Zukunftsperspektiven hat sich zwar bislang wenig geändert, aber hier in der Klinik denke ich darüber auch weniger nach. Ich gehe mehrmals wöchentlich in den Raum der Stille und rede mit Gott.

Und vielleicht hat er tatsächlich ein wenig Mitleid mit mir, denn er schickt mir einen Engel in Gestalt einer schönen dunkelblonden Frau mit leuchtend blauen Augen und einem Herzen aus Gold. Möglicherweise habe ich mein – seit der Diagnose – erstes positives Erlebnis mit dem weiblichen Geschlecht aber auch der Tatsache zu verdanken, dass der Fernsehbeitrag mit Marion und mir anscheinend doch ein paar Menschen erreicht hat. Zwar bin ich seitdem kein Star, aber auf einer Social-Media-Plattform, die damals angesagt ist, bekomme ich viele Gästebucheinträge und Mails. Die meisten gehen mir ein bisschen auf den Wecker, weil sie

Dinge schreiben wie »Du und Marion, ihr seid so ein schönes Paar!« oder »Stellt euch tapfer der Zukunft, ihr Zuckerschnäuzchen!«. Aber es ist eben auch eine Mail von Stefanie dabei.

Sie arbeitet für einen lokalen Radiosender und will mich zum Thema »Tourette« interviewen. Ich sage zu und traue mich zum ersten Mal seit langer Zeit wieder an die Uni. Im Studentencafé erzähle ich ihr von der Krankheit, von positiven Erlebnissen, aber auch von dem Tal der Tränen, durch das ich gerade gehe. Ich erzähle, wie ich tagelang nur im Zimmer gelegen und an die Decke gestarrt habe, wie die Medikamente mich fertigmachen und wie ich ständig Angst habe, in der Öffentlichkeit zu ticcen. Zu meinem größten Erstaunen scheint Stefanie all das überhaupt nicht abzuschrecken oder zu irritieren. Im Gegenteil: Sie ist beeindruckt.

»Es kommt nicht häufig vor«, sagt sie, »dass Männer so offen von ihren Schwächen erzählen.«

Als sie mir das fertige Skript für die Radiosendung zuschickt, steht im PS, dass wir uns doch mal auf einen Kaffee treffen könnten. Ich kann es erst gar nicht glauben. Eine so schöne, so selbstbewusste Frau fragt ausgerechnet *mich*, ob ich mit ihr einen Kaffee trinken gehe? Mich, der fest davon überzeugt ist, niemals wieder von einer Frau attraktiv gefunden zu werden? Mein Herzschlag setzt für einen Augenblick aus, und zum ersten Mal seit langer Zeit fühle ich mich wieder richtig lebendig. Und es stellt sich heraus: Sie will tatsächlich mehr als nur einen Kaffee.

»Bist du schon aufgeregt?« Stefanie sieht mich an. Es ist nur eine Sekunde, denn sie muss sich auf den Straßenverkehr konzentrieren, aber es kommt mir vor wie eine halbe Ewigkeit. Dass ich wirklich mit ihr zusammen bin! Ich kann es kaum fassen. Und das trotz Tourette.

»Du hast dich noch gar nicht bei mir bedankt, Olaf. Dank

mir musst du nicht mehr in die langweiligen Vorlesungen und hast jetzt sogar eine heiße Affäre!«

»Okay: danke. Aber sie ist nicht nur eine Affäre, sondern meine Freundin!«

»Hach, Olaf, du kleiner Romantiker! Deine Freundin, ach nee. Das macht die doch nur aus Mitleid. Oder aus pädagogischem Interesse. Du bist doch für die nur ein Freak, mit dem sie sich profilieren will.«

»Glaubst du, das habe ich mich nicht schon selber gefragt? Aber Stefanie ist nicht so. Stefanie hat das gar nicht nötig.«

»Du willst es nicht wahrhaben.«

»Nein. Ich weiß einfach, dass es nicht stimmt.«

Wir sind unterwegs in Richtung Frankfurt. Inzwischen ist es März, neben den Seitenstreifen schmilzt der Schnee. Ich vertraue Stefanie wirklich, und der zuverlässigste Beweis dafür ist die Tatsache, dass ich in ihrer Gegenwart fast gar nicht ticce. Zumindest dann nicht, wenn ich mit ihr allein bin. Höchstens murmele ich mal ganz leise etwas vor mich hin.

Sie hat mir immer wieder gesagt: »Du bist mir nicht peinlich«, und: »Deine Tics machen mir nichts aus.« Und es gibt keinen Grund, ihr das nicht zu glauben.

»Olaf? Redest du nicht mit mir?« Ich habe ganz vergessen, ihr zu antworten.

»Sorry, ich war in Gedanken.«

»Also, bist du nun aufgeregt oder nicht?«

»Im Moment geht's noch. Ich werde meistens erst kurz vorher nervös.«

In Stefanies kleinem Opel Corsa sind wir auf dem Weg zur Tourette-Sprechstunde von Herrn Dr. Negt. Nach meinen Erfahrungen mit den hilflosen Ärzten in der Psychiatrie kommt er mir vor wie die letzte Rettung. Vielleicht gibt es ja doch noch eine medizinische Lösung.

»Du schaffst das schon«, sagt Stefanie.

»*Mitleid, mein Freund. Nichts als Mitleid.*«

»*Ach ja? Du bist doch nur neidisch. Außerdem hast du Angst vor Herrn Negt. Jetzt geht's dir nämlich endlich an den Kragen.*«

Die Praxis von Herrn Dr. Negt ist versteckt in der Remise eines schönen Jugendstilhauses.

Als wir das Grundstück betreten, greife ich nach Stefanies Hand. Jetzt bin ich wirklich aufgeregt. Fast höre ich Trommelwirbel im Hintergrund.

»Soll ich mit reinkommen?«, fragt Stefanie vor der Praxis und sieht mich besorgt an.

»Nein, das geht schon klar. Ich schaff das schon. Geh ruhig in ein Café und trink einen Kaffee. Hier gibt's doch bestimmt irgendwo ein Café in der Nähe. Ich rufe dich an, wenn ich fertig bin.«

Sie gibt mir einen Kuss und läuft die Auffahrt wieder zurück. Ich sehe sie immer kleiner werden, und je kleiner sie wird, desto lauter schlägt mein Herz. Als ich im Wartezimmer bin, fällt mir plötzlich auf, dass ich Schweißflecken auf dem ganzen T-Shirt habe. Ich zucke zusammen, als mich Herr Dr. Negt schließlich zu sich hereinruft.

Das Sprechzimmer ist überraschend klein. Der Arzt sitzt hinter einem niedrigen Schreibtisch. Sein Blick zeigt keinerlei Emotionen. Er sieht mich mit seinen grauen Augen völlig neutral an.

»Herr Blumberg. Bitte setzen Sie sich.« Auch seine Stimme ist völlig neutral. Weder fordernd oder streng noch aufgesetzt freundlich.

»Hallo, Herr Doktor«, murmele ich.

»Wie kann ich Ihnen helfen?« Er hält sich offenbar nicht gerne mit Small Talk auf und kommt lieber gleich zur Sache.

Ich krame meine gesammelten medizinischen Unterlagen

heraus und überreiche sie ihm. Er wirft einen konzentrierten Blick darauf. Ich hole tief Luft und setze an, meine Lebens- und Leidensgeschichte zum gefühlt tausendsten Mal her- unterzubeten, doch er unterbricht mich schon nach wenigen Sätzen. Anstatt sich die benötigten Informationen erst müh- sam aus meinem Gelaber herauszufischen, fragt er gezielt nach meinem Tic-Spektrum. Nach Anzahl, Häufigkeit und sonstigen Begleiterkrankungen.

Ich wundere mich zwar ein wenig über seine sachliche, wissenschaftliche Art, habe aber endlich einmal das Gefühl, dass ein Arzt sich mit meiner Erkrankung wirklich auskennt. Während des Gesprächs ticce ich relativ wenig, ich produ- ziere nur hin und wieder ein Glucksen in Zimmerlautstärke. Zu sehr bin ich von der Tatsache fasziniert, dass sich ein Mensch, der selber nicht unter Tourette leidet, offenbar weit besser damit auskennt als ich. Wie oft habe ich es erlebt, dass selbst gestandene Ärzte ratlos dreinblicken und sich erst mal »in die Problematik einlesen« müssen, bevor sie mir etwas raten können.

Nach ungefähr einer halben Stunde ist sein Wissensdurst gestillt. Herr Dr. Negt lehnt sich zurück, blättert abermals meine Unterlagen durch und wirft noch einmal einen Blick auf seine Notizen. Kommt jetzt der Moment der Wahrheit? Bin ich jetzt gleich alle meine Sorgen los?

»Klar, Olaf. Gleich findest du den Heiligen Gral. Gleich wird seine Stablampe dich in gleißendes Licht tauchen und meine Wenigkeit aus dir herausbrennen.«

Der Neurologe legt die Unterlagen beiseite und sieht mir konzentriert in die Augen. Dann steht er auf, greift in ein Regal hinter dem Schreibtisch und zeigt mir eine kleine viereckige Packung.

»Äh«, mache ich etwas verdutzt. »Was ist das denn?«

»Ein Testmuster. Abilify heißt das Medikament.«

Meine Hoffnungen, meine Anspannung und meine Vorfreude, alles fällt wie ein Kartenhaus in sich zusammen. Übrig bleibt nur noch Ernüchterung. Ein einziges Wort hat dafür ausgereicht: Medikament.

Ich nehme die Packung entgegen und sage automatenhaft: »Also ... Sie meinen, ich soll das mal ausprobieren? Dieses Alibi ...?«

»Abilify, ganz genau.«

Es folgen medizinische Erläuterungen, die mit der Erklärung enden, dass es manchmal viele Jahre braucht, um die richtige Dosierung und das richtige Medikament mit einem Patienten abzustimmen. Mir ist zum Heulen zumute, und ich schaffe es kaum, meine Enttäuschung zu verbergen.

Die meisten seiner Patienten hätten mit Abilify gute bis sehr gute Erfahrungen gemacht, und die Nebenwirkungen hielten sich für gewöhnlich im Rahmen des Erträglichen, beruhigt mich der Arzt und fragt dann, ob ich noch Fragen hätte.

Ich schüttele den Kopf und schweige. Mein Tourette schweigt. Meine Hoffnung schweigt. Wieso kann mir keiner helfen? Wieso werde ich so alleine gelassen?

»Ich melde mich bei Ihnen, wenn es zu Komplikationen kommt«, sage ich und verlasse mit hängenden Schultern das Sprechzimmer. Ich rufe Stefanie an und hole sie aus dem Café. Auf dem Weg zum Auto sagen wir kaum ein Wort. Wie aus der Zeit gefallen, gehen wir langsam die Straße entlang. Der Corsa steht immer noch wie eine Eins in Reih und Glied zwischen den anderen Autos, ich dagegen fühle mich schlapp und erledigt. Ich habe Angst, dass Stefanie mich fragt, wie es mir geht, und ich dann nichts mehr sagen, sondern nur noch heulen kann.

Wir setzen uns ins Auto, ich knalle die Beifahrertür zu. Stefanie steckt den Schlüssel ins Zündschloss und dreht ihn nach rechts, lässt den Wagen aber noch nicht an. Sie lehnt sich zurück und atmet laut aus. Ich schalte das Radio ein und suche nach einem Kanal mit hartem, depressivem Metal, aber es kommen nur Nachrichten oder Popmusik. Bei einem Song von James Blunt bleibe ich hängen, schaue durch die Windschutzscheibe und spüre, wie mir Tränen über die Wangen laufen.

Doch die Melancholie, die sich von dem Song auf mich übertragen hat, verwandelt sich schnell in Wut. »Nicht noch ein verfluchtes Medikament«, rufe ich und hämmere mit der Faust auf das Armaturenbrett. In dem kleinen Auto klingt meine Stimme besonders schrill. »Nicht noch eins. Ich dachte, diese Koryphäe könnte mir endlich helfen.«

»Olaf...«

»Diese Schulmediziner haben überhaupt keine Ahnung! Alles, was denen einfällt, sind neue Medikamente. Immer neue Medikamente! Als hätte ich nicht schon jetzt genug mit den Nebenwirkungen zu kämpfen! Die wollen doch bloß abkassieren und mich fertigmachen!«

»Olaf...«

»Ja, was denn?«, schimpfe ich und drehe mich endlich in ihre Richtung. Ist mir jetzt auch egal, ob sie mich heulen sieht.

»Ach, Olaf ... Das tut mir leid ... Aber meinst du nicht, dass du vielleicht ein bisschen falsch an die Sache herangegangen bist?«

»Falsch herangegangen? Was soll das denn heißen?« Ich war noch nie so wütend auf Stefanie. »Was kann ich denn deiner Meinung nach machen? Ich bin ein Freak, Stefanie! Verstehst du das nicht?«

»Doch, natürlich ...«

»Nein, du verstehst es nicht! Ich bin ein verdammter Mutant, und keiner kann mir helfen! Schon gar nicht diese verfluchten Ärzte! Denen bin ich doch völlig egal!«

»Aber mir bist du nicht egal. Und ich bin heute nicht mit einem Mutanten hierher gefahren, sondern mit dir. Ich bin nicht mit einem Mutanten zusammen, sondern mit dir.«

»Na klar, Olaf! Die steht auf Mutanten! Die findet Mutan-
ten geil! Die hat früher zu viel mit den Hero Turtles gespielt!«

»Olaf, hör mir mal bitte zu! Ich will doch nur sagen: Medikamente sind nicht das Einzige, was dir helfen kann. Es
gibt bestimmt noch viele andere Dinge, die dich weiterbrin-
gen können, und die Medikamente sind nur ein ganz kleiner
Teil davon. Eine kleine Krücke. Aber laufen musst du letzt-
endlich selber.«

Irgendwie hat sie einen Punkt getroffen, und in meinem
Kopf beginnt es zu arbeiten. Trotzdem starre ich sie immer
noch wütend an.

»Du kannst doch nicht wie ein kleines Kind darauf warten, dass plötzlich jemand kommt und dir diese Krankheit
abnimmt! Das kann auch keine Koryphäe.«

Ich spüre, dass sie etwas Wichtiges gesagt hat, aber ich
will es noch nicht gleich zugeben und schweige lieber.

»Deine Krankheit ist mir völlig egal. Sie gehört einfach
dazu. Ich weiß, dass sie dir nicht egal ist, aber mir ist sie
egal.« Stefanie lächelt mich an. »Genauso, wie es mir egal
ist, dass du ein ziemlich mieser Koch bist.«

Ich muss auf einmal lachen, und meine Wut ebbt ein wenig ab. Verdammt! Sie hat recht! Ich bin wirklich ein mieser
Koch. Ich grinse, und Stefanie startet endlich den Wagen.

Während der Rückfahrt grübele ich über ihre Worte nach.
War es wirklich kindisch, meine ganze Hoffnung auf die
Schulmedizin zu setzen? Zumal der Doktor sein Bestes gegeben hat, um mir zu helfen. Gibt es vielleicht wirklich mehr
Möglichkeiten, als mir bis jetzt bewusst ist? Habe ich mich
zu selten gefragt, wie *ich* mit dieser Krankheit umgehen
kann, und mich vor der Verantwortung gedrückt? Vielleicht,
denke ich, als wir wieder auf die Autobahn fahren, habe ich
bisher tatsächlich immer nur *gegen* die Krankheit gelebt und
darauf gehofft, dass irgendein Arzt sie aus mir rausschneidet
oder mir die richtige Pille verschreibt. Aber das wird nicht

passieren. So viel weiß ich inzwischen. Lautet die Lösung am Ende vielleicht, nicht *gegen* das Tourette-Syndrom anzukämpfen, sondern *mit* ihm zu leben?

»Also doch keine Lobotomie? Da bin ich aber erleichtert.«

Wie auch immer: Stefanie hat recht. Ich kann die Verantwortung für meine Krankheit nicht auf die Ärzte abwälzen. Ich muss selber aktiv werden und dem Leben wieder ins Gesicht sehen. Auch wenn mein Gesicht hin und wieder eine Grimasse zieht.

Am nächsten Morgen überlege ich, was es konkret bedeuten könnte, Verantwortung zu übernehmen. Klar ist: Ich brauche wieder eine Zukunftsperspektive. Ein Ziel. Etwas, wofür ich morgens aufstehe. Die Frage, wie es mit meinem Studium weitergeht, muss schleunigst geklärt werden. Dieses Semester kann ich abhaken. Aber ich will das Studium trotzdem durchziehen, das ist klar. Schließlich habe ich schon ein Drittel hinter mir. Allerdings weiß ich nicht, wie ich das schaffen soll. Also muss ich mir Hilfe suchen. Eigenverantwortung bedeutet auch, sich einzugestehen, dass man Hilfe braucht.

Ich schreibe eine Mail an die allgemeine Studienberatung. Ich erkläre kurz meine Krankheit und berichte von meiner Angst, mein Studium mit Tourette womöglich nicht bewältigen zu können. Ich frage, ob die Universität mich irgendwie unterstützen kann. Es kostet mich ziemlich viel Überwindung, die Mail abzuschicken, aber danach fühle ich mich unglaublich erleichtert.

Es dauert keine zwei Stunden, bis ich eine Antwort in meinem Posteingang habe. »Sehr geehrter Herr Blumberg«, lese ich, »wir freuen uns über Ihr Interesse an unserem Service. Leider können wir Ihnen jedoch in Bezug auf Ihr Anliegen nicht weiterhelfen. Bitte wenden Sie sich an das Behindertenbüro, die Beratungsstelle für behinderte Studierende. Mit freundlichen Grüßen …«

Ich bin fassungslos. Behindertenberatung? Wie bitte? Habe ich da etwas nicht mitgekriegt? Gelte ich jetzt auf einmal als behindert? Hat mich irgendwer angeschwärzt?

Im ersten Moment will ich eine deftige Antwort zurückschreiben, erinnere mich dann jedoch an Stefanies Worte und meinen eigenen Vorsatz: Nicht immer die anderen verantwortlich machen. Also verzichte ich auf eine Erwiderung und denke mir: Wieso eigentlich nicht? Da gehe ich jetzt mal hin.

Auch dem Behindertenbüro schreibe ich eine Mail. Diesmal kommt die Antwort schon nach knapp fünf Minuten. Ein »Herr Merz« gibt mir einen Termin noch in dieser Woche.

Das Büro der »Abteilung für Behindertenangelegenheiten« liegt direkt neben dem Studentencafé, im selben Gebäudekomplex, den ich schon Hunderte Male durchquert habe, ohne dass mir das Büro je aufgefallen wäre. Ich setze mich auf einen der leuchtend orangen Plastikstühle in der Eingangshalle, die ich schon immer potthässlich fand, und warte. An den Wänden kleben Poster und Plakate von lokalen Indie-Bands, ein paar Flyer liegen achtlos auf Tischen und Fensterbänken herum und laden zu Weltverbesserer-Kundgebungen ein.

Hinter der geschlossenen Tür höre ich jemanden reden. Wahrscheinlich ist das dieser Herr Merz. Es klingt, als telefonierte er. In einer zweiten Mail hatte ich ihn gefragt, ob er irgendwelche Tips auf Lager habe, wie ich mein Studium meistern könne, doch er bestand auf einem persönlichen Gespräch. »Der Sachverhalt ist zu komplex, um ihn per E-Mail hinreichend klären zu können«, schrieb er mir.

Als das Telefongespräch beendet zu sein scheint, trete ich näher, horche an der Tür und klopfe. Drinnen ruft jemand laut: »Ja! Herein!«

Ich öffne die Tür und bleibe überrascht auf der Schwelle

stehen. Herr Merz ist hinter dem Schreibtisch so klein, dass ich ihn fast übersehe. Er macht auch keine Anstalten, auf mich zuzukommen und mir die Hand zu geben. Es sieht fast aus, als würde er hinter dem Schreibtisch knien. Was ist denn mit dem los, denke ich, bis mir endlich auffällt: Er ist kleinwüchsig. Damit hatte ich nicht gerechnet, und Herr Merz hat diesen geringfügigen Umstand auch mit keinem Wort erwähnt. Aber warum sollte er auch?

Ich laufe um den Schreibtisch herum und halte ihm etwas blödsinnig die Hand schräg nach unten entgegen. Ich will sofort etwas Zuvorkommendes oder Verständnisvolles sagen, kann mich aber gerade noch zurückhalten.

»Herr Blumberg. Schön, dass Sie Zeit gefunden haben.«

»Ja ... danke.«

»Setzen Sie sich. Kaffee?«

»Gerne, schwarz, mit viel Zucker, bitte.«

»Gut.« Herr Merz geht um den Schreibtisch herum zu einem kleinen Regal mit einer Kaffeemaschine. Sofort komme ich mir noch seltsamer vor und will aufspringen, um mir den Kaffee selbst einzugießen, aber Herr Merz winkt nur ab und hält mir freundlich die Kaffeetasse hin.

Sein Oberkörper sieht ziemlich muskulös aus. Das blaue Hemd trägt er ohne Krawatte. Die obersten beiden Knöpfe sind offen. Wäre er größer, er könnte problemlos als Sportlehrer durchgehen.

»Also, Herr Blumberg. Ich habe Ihre Mail mit großem Interesse gelesen. Natürlich hätte ich Ihnen ein paar Gesetzestexte empfehlen und grob auf Ihre Fragen eingehen können. Dann dachte ich mir aber, dass ich lieber persönlich mit Ihnen rede.«

»Okay, jetzt bin ich wirklich gespannt.«

»Erst einmal eine Frage, Herr Blumberg. Macht Ihnen Ihr Studium Freude? Ich sehe, Sie sind für Sport und Germanistik eingeschrieben.«

Über den Schreibtisch hinweg sieht er mich durchdringend an. Ich überlege kurz und bereite mich darauf vor, schon wieder meine komplette Lebens- und Leidensgeschichte vorzutragen.

»Na ja, im Moment studiere ich ja nicht wirklich, sondern habe ein Urlaubssemester eingelegt.« Das stimmt zwar nicht, zumindest nicht offiziell. Ich bin einfach nicht mehr zur Uni gegangen. Aber so klingt es doch ein wenig besser. »Die Vorlesungen und Seminare, die ich bisher hatte, waren eigentlich ganz in Ordnung. Wobei Sportkurse natürlich interessanter sind als ein Literaturseminar über mittelalterliche Poesie.«

»Das habe ich jetzt nicht direkt gemeint. Ich meinte eher in Bezug auf Ihre Erkrankung. Wie denken Sie über Ihr Studium, wenn Sie gleichzeitig an das Tourette-Syndrom denken?«

»Hm ...« Worauf will er hinaus? Was will mir dieser Mann sagen? Ich lehne mich auf dem Stuhl zurück und denke nach.

»Also, die Seminare, die ich vor der Diagnose hatte, waren alles andere als leicht. Diese Grabesstille, manchmal blöde Kommentare, meistens aber verwunderte Blicke. Ich konnte mich da nicht konzentrieren. Das war schon blöd.« Ich schaue ihn vorsichtig an. »Manchmal habe ich mich auch geschämt.«

Herr Merz lächelt mich an. »Auch nicht ganz das, worauf ich hinauswill. Aber es geht in die richtige Richtung.«

»Jetzt bin ich irgendwie durcheinander.«

»Sie studieren doch Lehramt im Zwei-Fach-Bachelor.«

»Ja.«

»So. Und nun stellen Sie sich mal ein Seminar über mittelalterliche Literatur vor einer ganzen Schulklasse vor.«

»Wieso vor einer Schulklasse?«

»Herr Blumberg. Wenn Sie auf Lehramt studieren, dann

werden Sie irgendwann Lehrer sein. Glauben Sie mir, eine Behinderung ist immer eine Hypothek, die man sein Leben lang abbezahlt.« Ich zucke zusammen. Hat er wirklich Behinderung gesagt? »Ich ahne, wie Sie sich fühlen. Eben noch malt man sich eine Zukunft aus und hält sich für unverwundbar, und im nächsten Moment findet man sich im eigenen Leben nicht mehr zurecht.« Ja, abrupt war die Veränderung irgendwie schon, denke ich. »Herr Blumberg. Der Punkt ist folgender: Ein Bekannter von mir hat Tourette, und ich kann Ihnen sagen: Er hatte es nicht immer leicht, weder mit dem sozialen Umfeld noch mit den Behörden. Leider ist er mittlerweile frühverrentet.«

Warum sieht mich Herr Merz immer wieder so eindringlich an? Hat er gleich die nächste Hiobsbotschaft für mich parat?

»Ich wünsche Ihnen nur, dass Sie nicht noch mehr Stress bekommen, als Sie ohnehin schon haben.«

»Was wollen Sie denn damit sagen?«

»Als Lehrer werden Sie es nicht leicht haben.«

Na, das klingt ja mal wieder aufbauend. Und um mir das zu sagen, hat er mich hergebeten? Ich zucke mit den Schultern und lache unsicher: »Na, macht doch nix, ich kann mich ja einfach exmatrikulieren und komplett was Neues anfangen.«

»Genau darauf wollte ich hinaus.«

Ich starre ihn ungläubig an. »Ich soll alles über den Haufen schmeißen? Ehrlich?« Meine Stimme klingt ungewollt etwas lauter. Fast schon wieder ein wenig aggressiv.

»Nein, nein. Sie verstehen das falsch. Ich möchte nicht, dass Sie Ihren Studiengang aufgeben oder generell nie wieder studieren. Ich will nur sichergehen, dass Sie wissen, worauf Sie sich einlassen.«

»Aber was heißt das?«

»Wollen Sie wirklich Lehrer werden? Ist der Beruf Ihnen

so dermaßen wichtig, dass Sie bereit sind, dafür mehr oder weniger durch die Hölle zu gehen? Dass Sie jahrelang Fragen von Eltern und schnippische Kommentare oder Provokationen von Schülern ertragen wollen? Sind Sie dazu wirklich bereit?«

Mit einem Mal werde ich still und muss durchatmen. Ich schaue auf den Boden und schweige. Herr Merz hat recht. Ich habe hauptsächlich Angst, alles hinzuschmeißen und wieder von vorne anfangen zu müssen. Aber so wichtig ist mir der Lehrerberuf eigentlich nicht. Ich habe bisher noch gar nicht darüber nachgedacht, wie das sein wird, mit Tourette vor einer Klasse zu stehen. Ich wollte erst mal studieren, was danach kommt, lag in weiter Ferne.

»Also, raten Sie mir, mit allem aufzuhören?«

»Im Prinzip schon.«

»Na toll! Ein Studienberater rät mir, mit dem Studium aufzuhören.«

»Herr Blumberg. Ich will Ihnen nichts Böses. Ich will nur, dass Sie sich nicht an einen Traum klammern, der einfach nicht wahr werden kann.«

»Okay. Ich werde darüber nachdenken.«

»Mehr wollte ich ja auch gar nicht. Nutzen Sie Ihr Urlaubssemester, und denken Sie nach. Die Zeit, die man damit verbringt, über sein Leben nachzudenken, ist niemals verschwendete Zeit.«

»Mal sehen.«

»Ich hoffe, ich habe Sie jetzt nicht verschreckt.«

»Nein, nein«, sage ich, stehe aber trotzdem abrupt auf und warte einen Moment lang darauf, dass auch Herr Merz aufsteht. Dann reiche ich ihm meine Hand über den Schreibtisch und verabschiede mich.

Drei Wochen später bin ich exmatrikuliert. Und ich treffe noch eine weitere Entscheidung von großer Tragweite: Ich gehe weg aus Bochum. Ich gestehe mir ein, dass ich die Stadt nie wirklich gemocht habe. Außerdem ist die Klinik, in der ich zurzeit untergebracht bin, definitiv nicht optimal für mich. Wenn ich lernen will, meinen Alltag eigenständig zu meistern, muss ich etwas anderes ausprobieren als Ergotherapie und Medikamenten.

Meinem neuen Credo folgend, das Leben wieder in die eigenen Hände zu nehmen, sehe ich mich im Internet nach Kliniken um, die Erfahrung mit der Behandlung von Tourette-Patienten haben. Ich führe unzählige Telefongespräche, werde mal freundlich, mal abweisend behandelt und habe schließlich Glück: Ich bekomme die Zusage für einen vollstationären Platz in einer Klinik in Norddeutschland. Zwar ist sie nicht auf Tourette spezialisiert, dafür kann ich die Behandlung schon in Kürze antreten.

Es kommt mir vor wie ein Geschenk des Himmels. Die Klinik ist für ihren ganzheitlichen Ansatz bekannt, verspricht also Abwechslung vom bloßen Medikamenten-Roulette. Sie liegt außerdem inmitten eines großen Parks, es gibt einen Fitnessraum, eine Schwimmhalle und eine große Liegewiese. Ich freue mich darauf, wie man sich auf ein Ferienlager freut, denn auch die Mitpatienten werden nicht nur sediert und apathisch sein. Das Wichtigste jedoch ist: Ich bekomme Psychotherapie in Einzel- und Gruppensitzungen.

»Schade, Sie waren wirklich eine Bereicherung, Herr Blumberg«, sagt Schwester Babsi am letzten Kliniktag, und es klingt wie: *Pereischerong.* Werner gibt mir noch einen guten Tip mit auf den Weg: »Olaf, am Ende kann sich jeder nur selbst helfen.«

Mit meinen engsten Freunden treffe ich mich zum Abschied in der WG im Studidorf. Das Tourette-Syndrom hat immerhin ein Gutes: Ich weiß sehr schnell, wer meine wahren Freunde sind. Tourette ist ein präziser, aber auch erbarmungsloser

Freundesfilter. Menschen, denen ich peinlich bin oder die mit meinen Tics nicht klarkommen, melden sich ziemlich schnell nicht mehr.

Mit Stefanie, Basti, Stefan und Julia sitze ich im Schneidersitz auf dem Fußboden und trinke Fiege-Pils.

»Schon das Baby in der Wiege will das Bier von Moritz Fiege«, stimmt Basti an.

»So 'n Quatsch!«

»Nee, den Spruch gab's wirklich mal. Ist aber mittlerweile verboten, wegen Jugendschutz und so.«

Ich sitze nur da und beteilige mich nicht an dem Gespräch. Ich fühle mich traurig und glücklich zugleich. Traurig, weil ich nicht sicher bin, ob das mit Stefanie auch als Fernbeziehung funktioniert, und weil es mir so vorkommt, als würde ich die Lehramtssemester einfach in die Tonne werfen. Glücklich, weil es endlich wieder nach vorne geht. Während die anderen anstoßen und darüber streiten, ob die heutige, angeblich kindgerechte Werbung für Coca-Cola oder McDonald's nicht eigentlich genauso gefährlich ist wie die alte Werbung für Fiege-Pils, steigere ich mich in eine pathetische Phantasie hinein.

Ich sehe mich als den Kapitän meines Lebens, der vor der versammelten Mannschaft seines Schiffes eine mitreißende Ansprache hält.

»Ja«, schreit er von der Brücke in den Wind, »ich gebe es zu. Auch ich habe in den letzten Monaten ab und an besoffen in der Koje gelegen oder in meiner Kajüte Playstation gespielt. Ich habe auf alles gepfiffen. Auf unsere Mission, neue Kontinente zu entdecken. Auf dieses Schiff ...«

Aus der Reihe der Matrosen ist ein zustimmendes Raunen zu vernehmen. Auch einige Buhrufe.

»Ja, ihr habt recht: auch auf euch.«

Die Mannschaft schweigt und sieht mich erwartungsvoll an.

»Warum habe ich das getan? Weil wir Klabauter sind! Gefangene der See, die niemals ein normales Leben führen werden! Wilde Männer ohne Frau und Kind! Für immer verloren an die Schrecken der Meere!«

In den Gesichtern meiner Mannschaft sehe ich grimmige Zustimmung.

Ich balle die Fäuste und hebe meine Stimme. »Wir sind schwach geworden, Männer! Wir haben den Schwanz eingekniffen. Und deshalb sind wir vom Kurs abgekommen. Wir befinden uns jetzt vielleicht schon gar nicht mehr auf dem richtigen Meer!«

Zustimmendes Nicken, einige Lacher.

»Aber auch wenn wir für immer auf See bleiben, auch wenn wir niemals so sein werden wie die Landratten: Es gibt da draußen noch genug für uns zu erleben und zu entdecken! Diese Hoffnung gebe ich nicht auf! Wir werden den richtigen Weg finden!«

Das Raunen wird allmählich lauter und verwandelt sich langsam in ein rhythmisches Klatschen.

»Mannschaft! Wir müssen alle mit anpacken! Jeder Einzelne von euch muss Verantwortung übernehmen! Nur so können wir den Kahn wieder auf Kurs bringen! Manchmal im Suff oder im Delirium, da habe ich wirklich geglaubt, mein Schiff, unser Schiff, sei nur noch ein Wrack! Eine kaputte Holzplanke, die niemand mehr vor dem Absaufen retten kann. Aber das stimmt nicht! Unser Schiff ist alles andere als ein Wrack!«

Tosender Applaus und lautes Getrampel von den Matrosen. »Ja!«, rufen einige. »Er ist wieder unser Kapitän! Er ist da! Lasst uns ihm folgen!«

»Los, Leute!«, rufe ich. »Setzt die Segel und nehmt volle Fahrt auf!« Ich halte ein Glas in die Höhe und rufe aus vollem Hals: »Setzt die Segel! Volle Fahrt voraus! Und darauf einen letzten Schluck!«

Matrosen stürmen auf die Brücke und umarmen mich, starker Wind bläst in die vollen Segel.

»Ja, Olaf, prost. Ist ja gut, Olaf, prost!« Die Matrosen verwandeln sich in Stefanie, Stefan, Julia und Basti, die mich besorgt ansehen.

»Olaf«, höre ich, »du hast zu viel getrunken.« Stefanie streicht mir über den Kopf und gibt mir einen Kuss: »Die anderen wollen gehen.«

Als sie sich verabschiedet und mir versichert haben, mich in Norddeutschland zu besuchen, falle ich glücklich neben Stefanie ins Bett. Mein neues Leben kann beginnen.

»Aber vergiss nicht, dass ich auch mitkomme. Vergiss bloß nicht, dass ich auch noch da bin. Schlaf schön, Olaf. Gute Nacht!«

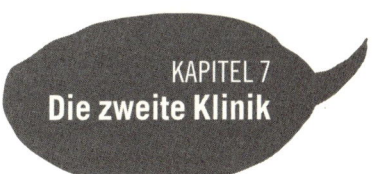

»Herr Blumberg! Können Sie mich hören?«

Jemand zieht meine Augenlider hoch und leuchtet mir mit einer kleinen Stablampe in die Pupillen. Ich muss kurz weg gewesen sein. Das Letzte, woran ich mich erinnern kann, ist, dass ich meinen Kopf rhythmisch gegen die Wand hinter mir geschlagen habe. Ich muss vom Stuhl auf den Boden gesackt sein, ohne es zu bemerken. Aber jetzt fällt es mir wieder ein: Ich bin in der neuen Klinik in Norddeutschland. Über mir kniet Dr. Berg, der leitende Arzt. Wir haben Gruppentherapie und sind gerade beim »Blitzlicht«: Jeder soll in zwei, drei Sätzen sagen, wie er sich fühlt.

»War nur kurz weg«, sage ich. »Geht schon wieder.« Mein Kopf wummert noch ein bisschen. Ich stehe auf, setze mich zurück auf meinen Stuhl und schaue herausfordernd in die Runde.

Dr. Berg sieht mich mit seinen ernsten, vertrauenerweckenden Augen an. »Herr Blumberg, da haben Sie uns ja einen kleinen Schrecken eingejagt. Alles wieder in Ordnung? Oder wollen Sie die Sitzung lieber beenden und sich hinlegen?«

Ich schüttele den Kopf.

»Dann machen wir doch auch gleich mit Ihnen weiter, Herr Blumberg. Wie geht es Ihnen jetzt, in diesem Moment?«

Beim Blitzlicht sollen wir antworten, ohne vorher groß nachzudenken.

Und so mache ich es. »Beschissen«, sage ich. »Aber auch etwas besser. Etwas besser beschissen.«

Ein paar Patienten aus der Gruppe lachen. Erleichtert, wie mir scheint. Wahrscheinlich haben sie noch nicht oft gesehen, wie jemand seinen Kopf gegen die Wand haut.

Auch wenn ich hier wieder mal der einzige Tourette-Patient bin, ist diese Klinik auf jeden Fall angenehmer als die vorige. Die Zimmer sind sehr viel größer und freundlicher eingerichtet, es gibt einen schönen Park sowie zahlreiche sportliche Betätigungsmöglichkeiten. Keine Gefängnisatmosphäre. Und weit und breit keine Schwester Babsi.

»Die Klinik ist schön«, sage ich. »Und die Schwestern sind netter als da, wo ich vorher war.« Aber dann fügt mein Tourette etwas lauter und in hohem Tonfall hinzu: »Dumme Patienten. Machen nur Urlaub.«

Aus dem Augenwinkel sehe ich Kopfschütteln, doch Dr. Berg geht überhaupt nicht auf den Tic ein. Er sagt nur: »›Besser beschissen‹, das hört sich ja lustig an. Aber ist es auch das, was Sie wirklich empfinden? Haben Sie vorher in sich hineingeschaut?«

Ich überlege einen Moment. »Dazu muss ich nicht in mich hineinschauen. Das weiß ich seit der Diagnose auch so.«

Die vier anderen Patienten in meiner Gruppe heißen Johannes, Maria, Matthias und Rocky. Johannes, der gerade volljährig geworden ist, hat Depressionen. Er hört mit Kopfhörern meistens irgendeinen Death-Metal. Maria ist Anfang zwanzig und eine typische südeuropäische Schönheit. Ihre Eltern kommen, glaube ich, aus Spanien. Maria schafft es, noch bei den banalsten Themen wie Wetter oder Frühstückszeiten einen schrecklich wehleidigen, klagenden Tonfall anzuschlagen. Sie beschwert sich einfach über alles. Die Farbe der Gardinen, die Helligkeit der Glühbirnen, die Größe der Käsescheiben.

Links und rechts neben mir sitzen Rocky und Matthias. Rocky heißt eigentlich Bernd, ist ziemlich dick und arbeitet als Kfz-Mechaniker. Er leidet unter einem Burn-out-Syndrom und will von allen nur Rocky genannt werden. Passend dazu macht er ständig Box-Gesten. Matthias ist Mitte vierzig, redet aber wie ein Fünfzehnjähriger. Zum Frühstück begrüßt er jeden Einzelnen am Tisch mit den Worten »Ey, Mään, was geht?«. Gestern hat er Schmierkäse auf seinem Brot verteilt und dabei gemeint: »Das Ding ist tight, das Ding ist tight!« Was er eigentlich hat, sagt er nicht.

»Seit welcher Diagnose?«, fragt Dr. Berg unschuldig.

»Sie wissen doch, dass ich Tourette habe und die Krankheit bei mir erst sehr spät diagnostiziert wurde. Wenn ich das schon vor zwanzig Jahren gewusst hätte, dann würde ich mich jetzt sicher leichter tun, damit umzugehen!«

»Aha!« Obwohl ich wahrscheinlich schon etwas genervt wirke, bleibt der Arzt vollkommen ruhig. »Sie glauben also, es ginge Ihnen heute, in diesem Moment, besser, wenn Sie schon früher von Ihrer Krankheit erfahren hätten?«

»Ja, natürlich«, sage ich. »Dann wäre mir schließlich nicht plötzlich mein ganzes Leben um die Ohren geflogen.«

»Aber unter den Symptomen der Erkrankung leiden Sie schon seit Ihrer frühen Kindheit?«

»Ja.«

»Okay.« Dr. Berg sieht nicht besonders überzeugt aus. »Ist also die Diagnose der Grund, warum es Ihnen jetzt so schlecht geht?«

»Unter anderem, ja.«

»Und was ist das andere?«

»Dieses depressive Geglotze, zum Beispiel.«

»*Sehr gut, Olaf! Weiter so!*«

Dr. Berg lässt sich von meiner Bemerkung nicht aus der Ruhe bringen, Johannes dagegen schon.

»Ich wäre froh, wenn ich nur so 'n paar Zuckungen hätte.

Deshalb muss man sich doch nicht gleich einliefern lassen«, sagt er.

»Herr Merz, bitte denken Sie an unsere Regeln: Wir beurteilen die anderen nicht, wir hören ihnen zu. Es geht jetzt außerdem erst mal nur um Herrn Blumberg«, entgegnet Dr. Berg streng in Johannes' Richtung. Dann wendet er sich wieder mir zu: »Stört es Sie, wenn andere depressiv sind?«

Ups! Was ist denn das jetzt für eine Nummer?

»Nein«, sage ich, »das nicht. Ist ja okay, wenn man depressiv ist. Ich versteh nur nicht, wieso man damit so hausieren gehen muss.«

»Wie kommen Sie darauf?« Der Psychiater sieht mich fragend an.

»Was ist überhaupt dein Problem«, ruft Johannes ärgerlich dazwischen, »außer dass du Leute beleidigst?«

»Mään«, mischt sich Matthias ein, »lass den Olaf erst ma flashen. Tightes Zeug, was der von seinem life erzählt.«

»Wegen den paar Zuckungen, wie du das nennst, und den Beleidigungen bin ich schon mal fast zusammengeschlagen worden!«, sage ich und spüre, wie ich wütend werde. »›Hitler hätte dich vergast!‹, höre ich auch ziemlich oft. Hat dich vielleicht schon mal jemand bedroht oder beschimpft, weil du depressiv aus dem Busfenster geglotzt hast?« Johannes scheint darüber nachdenken zu müssen. Dann schüttelt er den Kopf und sagt etwas kleinlaut: »Nein. Bis jetzt nicht.«

Plötzlich habe ich die Situation wieder genau vor Augen: Es war ein paar Monate nach der Diagnose, die Zeit, in der ich versuchte, mich daran zu gewöhnen, in der Öffentlichkeit ungehemmt zu ticcen. Ich saß in einem Bus und spürte den Drang, laut zu bellen. Ich dachte: Ich bin krank, ich darf das. Ich kann und will das jetzt nicht unterdrücken. Also bellte ich die ganze Fahrt über vor mich hin, und es fühlte sich sehr befreiend an.

Zwei Reihen vor mir saß ein Typ, der nicht direkt muskulös, dafür aber sehnig wie ein Ninja-Kämpfer aussah. Er stieg
an derselben Haltestelle aus wie ich, kam plötzlich mit gesenktem Kopf auf mich zu und fing sofort an, mich herum-
zuschubsen. Dabei fragte er mich immer wieder: »Bist du ein
Hundemensch, oder was?« Ich hatte Angst, aber nicht nur
das: Vor allem war ich geschockt. Es ging also nicht. Ich
konnte nicht einfach so in der Öffentlichkeit ticcen. Ich
musste immer Angst haben. Angst vor Ausgrenzung – und
vielleicht sogar vor Gewalt. Ich war viel zu perplex, um mich
zu wehren. Der Ninja-Kämpfer schubste mich mit voller
Wucht gegen eine Hauswand, und ich weiß nicht, was passiert wäre, wenn ihn nicht plötzlich jemand gerufen hätte. Es
muss wohl seine Mutter oder seine Freundin gewesen sein.
Der Ninja-Kämpfer ließ sofort von mir ab. Wie er so zu der
Frau ging, sah er plötzlich ziemlich harmlos aus. Wie ein
Schuljunge, der sich aufspielen will. Trotzdem zitterte ich
noch zwei Stunden später am ganzen Körper.

»Mään«, blökt Matthias, »haste 'n fight gehabt? Das kenn
ich.«

Dr. Berg beachtet ihn nicht. »Herr Blumberg, ich kann Ihre
Angst vor Angriffen gut verstehen. Niemand lässt sich gerne
von anderen herumschubsen. Wenn Sie in der Öffentlichkeit ticcen, dann erregt das natürlich eine gewisse Aufmerksamkeit, aber längst nicht jeder Mensch ist gewaltbereit. Sie
müssen lernen, mit Ihrer Angst vor negativen Reaktionen
umzugehen. Es könnte vielleicht helfen, fremde Menschen,
mit denen Sie in Kontakt kommen, vorab über Ihre Erkrankung zu informieren. Das muss nur ein kurzer Hinweis
sein.«

»Okay«, sage ich, obwohl ich mir nicht sicher bin, wie das
aussehen soll. Hallo, übrigens, ich hab Tourette?

»Doch zurück zu Ihrer Bemerkung, Herr Blumberg. Es

stört Sie, dass jemand depressiv ist und das auch deutlich zeigt. Aber wie können Sie Verständnis für Ihre Krankheit erwarten, wenn Sie anderen Krankheiten, wie zum Beispiel einer Depression, kein Verständnis entgegenbringen?«

Ich spüre, wie seine Augen und auch die Augen der anderen auf mich gerichtet sind. Am liebsten würde ich in diesem Augenblick ein deftiges »Fickt euch!« ticcen, nur um von der Frage abzulenken. Aber wie immer, wenn man sie braucht, kann man sich auf die Tics nicht verlassen. Ich fasse mir an den Kopf und weiß nicht recht, was ich sagen soll.

»Ich wollte die Frage nur mal aufwerfen«, sagt Dr. Berg. »Aber ich will Sie damit nicht bedrängen, Herr Blumberg. Wir werden das sicher in der Einzeltherapie zu gegebener Zeit klären.« Matthias klatscht einmal kurz in die Hände. »Mään, bleib vor allem du selbst! Keep it real!«, ruft er.

»Hey, Arschloch«, sagt Johannes. »Arschloch! Sorry, ich kann nichts dafür! Ich hab auch Tourette.«

Ich schweige. Dr. Berg übergeht Johannes' Ausfall, und für eine Weile sagt niemand ein Wort. Die Stille hat etwas Reinigendes.

»Ich will heute mit Ihnen allen auf ein Thema zu sprechen kommen, das eng mit der Blitzlicht-Übung zusammenhängt«, fährt Dr. Berg irgendwann fort. Er hat eine Stimme, der man gerne zuhört. Sanft und überhaupt nicht schneidend. »Und zwar auf das Thema Achtsamkeit. Achtsamkeit gegenüber Dingen, die uns umgeben. Achtsamkeit gegenüber Kleinigkeiten.«

»Olaf, mal ehrlich. Achtsamkeit? Was soll denn jetzt dieser Esoterik-Quatsch?«

»Und vor allem: Achtsamkeit gegenüber sich selbst.« Dr. Berg formt mit seinen beiden Händen ein Dreieck. »Mit dem Blitzlicht sollen Sie jeden Tag etwas mehr Achtsamkeit gegenüber Ihrem eigenen Befinden einüben. Wie geht es mir heute? Wieso geht es mir heute besser als gestern? Und wie kann ich dahin gelangen, mich morgen vielleicht auch wieder besser zu fühlen? Welche Kleinigkeiten regen mich auf und machen mir das Leben schwer? Wieso geht es mir gerade jetzt besonders schlecht? Das sind Fragen, die mit dem Thema Achtsamkeit zusammenhängen. Wir werden in unserer Gesellschaft darauf getrimmt, dass wir funktionieren. Wie Automaten. Egal, was in uns und um uns herum passiert. Dabei verlernen wir oft, auf unsere innere Stimme, auf unser Gefühl zu hören.«

»Na wunderbar! Ist ja mal ganz was Neues. Endlich sind wir dem Weltfrieden nahe. Dieser Berg ist ein wahres Genie.«

Vielleicht, weil Rocky bisher am wenigsten gesagt hat, wendet sich Dr. Berg jetzt an ihn. »Herr Lemke, Sie haben vorhin gesagt, dass es Ihnen heute schlecht geht. Was hängt für Sie mit diesem Gefühl zusammen, welche Bilder und Gedanken?«

Dr. Berg schaut Rocky genauso ruhig an wie vorher mich. Statt einer Antwort setzt Rocky zwei rechte Haken in Richtung Fenster. Dr. Berg tut so, als hätte er nichts bemerkt. Rocky holt tief Luft und erzählt dann eine seltsame Geschichte von schwarzen Monstern, die ihn bedrohen oder hinter ihm her sind. Oder vielleicht sagt er auch, dass er sich selbst wie ein Monster fühlt. Ich kann nicht mehr richtig zuhören, denn ich spüre plötzlich einen starken Schmerz am Hinterkopf.

Achtsamkeit, überlege ich. Vielleicht ist das tatsächlich ein wichtiges Thema. Ich sollte vielleicht wirklich mehr auf mich achten. Auf meine innere Wahrnehmung. Jetzt zum Beispiel nehme ich einen Schmerz am Hinterkopf wahr ... Verdammt! Ich schlage den Kopf schon wieder gegen die Wand. Immer wieder. Ich kann mich nur auf dem Stuhl halten, weil Dr. Berg mich festhält. »Herr Blumberg! Vielleicht sollten Sie die Sitzung für heute besser beenden.«

Ein paar Tage später stehe ich in einem Wohnzimmer in Lüneburg und lächle mein Gegenüber strahlend an. Vor mir steht Christian, mein Held. Die Tastatur seines Computers ist aus Stahl, und statt einer Plastikmaus hat er einen stählernen, in den Schreibtisch eingelassenen Trackball. Unzählige Tastaturen und Mäuse haben seinen Tics nicht standgehalten. Im Zimmer steht oder liegt fast nichts herum. Die Fensterscheiben sind mit Polycarbonatglas geschützt. Die Tastatur und die besondere Fensterverglasung sind spezielle Produkte, die die Krankenkasse nicht bezahlt.

Christian Hempel, der Begründer von www.tourette.de, geht offensiv mit seiner Krankheit um. Zweimal war er schon in einer Sendung von Günther Jauch und hat vor laufender Kamera laut und sichtbar geticct, ohne rot zu werden und ohne seine Tics irgendwie zu kommentieren. Wahrscheinlich, weil mir das öffentliche Ticcen selbst so schwerfällt, bin ich voller Bewunderung für ihn. Er scheint der lebende Beweis zu sein, dass man es schaffen kann. Mit Tourette leben, im Alltag klarkommen, ohne sich komplett zurückzuziehen oder mit Medikamenten vollpumpen zu lassen.

Auf Vermittlung von Ludwig, dem freundlichen Pastor, den ich auf tourette.de kennengelernt hatte, schrieben wir uns ein paar E-Mails, und Christian lud mich ein, ihn zu besuchen.

Vom Bahnhof zu seinem Haus war es ein kurzer Fußweg, und ich war so aufgeregt, meinen Helden kennenzulernen, dass ich unterwegs mehrmals »Heil Hitler!« durch die Straßen brüllte.

Um mich vor der Begegnung noch etwas zu stärken, ging ich in eine Bäckerei. Während die Glocken über der Tür bimmelten, entschloss ich mich, den Tip von Dr. Berg in die Praxis umzusetzen: meine Krankheit direkt anzusprechen, bevor sie jemandem auffällt. Der Psychiater bezeichnet das auch als Kraft der Selbstwirksamkeit.

Die Verkäuferin sah mich freundlich an, und ich begann etwas schüchtern: »Hallo. Ich würde gerne etwas frühstücken. Außerdem ein kleiner Hinweis: nicht wundern, wenn ich zwischendurch komische Geräusche von mir gebe oder fluche ...«

»Ach, haben Sie auch das Tourette-Syndrom?«, fragte die Verkäuferin kein bisschen überrascht.

»Ja, genau. Tourette-Syndrom«, entgegnete ich. »Aber woher ...?«

»Hier kommt manchmal ein netter junger Mann vorbei, der hat das auch.«

»Meinen Sie Christian? Den wollte ich gleich besuchen. Das ist ja verrückt.«

»Dann grüßen Sie ihn ganz lieb! Er soll ruhig mal wieder vorbeischauen.«

Dass Christian hier schon so etwas wie eine Berühmtheit ist, steigerte meine Aufregung natürlich noch. Christian, der große Tourette-Dompteur, dachte ich und verließ die Bäckerei nach dem Frühstück mit einem guten Gefühl. Er hat die Krankheit nicht nur selbst akzeptiert, sondern auch andere Menschen wie diese Verkäuferin dazu gebracht, sie zu akzeptieren. Gleich würde ich meinem Helden gegenüberstehen und vielleicht etwas von ihm lernen. Ich konnte es kaum erwarten.

Jetzt bin ich allerdings doch froh, dass zwischen mir auf dem Sofa und meinem Helden einige Meter Abstand herrschen.

Seine Zuckungen und Bewegungen sind so hastig und seine Flüche so laut, dass ich es fast mit der Angst zu tun bekomme. Er schreit: »Sau! Fotze!« Sein Kopf zuckt die ganze Zeit, und seine wilden Haare wirbeln dabei durch die Luft. Es ist, als würde alle paar Sekunden eine mächtige Kraft auf ihn einwirken. Christian hat definitiv eine schwerere Form von Tourette als ich.

Wie kann jemand so leben, frage ich mich. Wie kann er seinem Leben überhaupt noch etwas abgewinnen?

In einem Moment ohne Zuckungen stellt Christian zwei Tassen aus Metall auf den Tisch, lässt sich erschöpft mir gegenüber in einen Sessel fallen und sagt: »Olaf, kannst du bitte die Platte mit den Schnitten aus dem Kühlschrank holen?«

»Oha«, sage ich. »Da hast du dir ja richtig Arbeit gemacht.«

Christian schüttelt den Kopf und zuckt gleich noch ein paarmal mit den Schultern. »Nein. Das war eine Freundin von mir, die mir ab und zu hilft. ARSCHFOT! Wenn ich versucht hätte, Brote zu schmieren, dann wäre davon nur Konfetti übrig geblieben.«

Ich verstumme. Essen zubereiten kann er also auch nicht alleine. Und vermutlich hat die Freundin auch nicht immer Zeit. Mit jedem Moment tut er mir mehr leid, dabei kann ich Mitleid selber überhaupt nicht ausstehen.

Außerdem haben seine Tics etwas unfreiwillig Komisches. Mehrmals muss ich mich zusammenreißen, um nicht loszulachen. Einmal drehe ich mich von ihm weg, nur damit er mein Grinsen nicht sieht. Ich schäme mich für meine Reaktion. Schließlich weiß ich nur zu genau, wie sich so etwas anfühlt. Aber ich kann nicht anders. Christian ist einfach zu skurril.

»Jaahuu!«, brüllt er.

Christian ist Anfang dreißig und wirkt auf mich sehr intelligent. Ab und zu entschuldigt er sich für seine Ausbrüche.

Ich werde immer unruhiger. Einerseits interessiert mich seine Geschichte brennend, andererseits habe ich Angst, dass er mir sagt: »Jeder, der Tourette hat, muss sich irgendwann so einen Bunker bauen. Auch du, Olaf.«

Zum Glück sagt er das nicht.

»Du hast also die Seite tourette.de ins Leben gerufen. Bist du denn von Haus aus Webdesigner?«, frage ich.

»Genau. Vor allem kann ich, JAUU, als Webdesigner von zu Hause aus ARSCH arbeiten. Das geht natürlich wesentlich entspannter.« Er zuckt und verdreht mehrmals die Schultern. »Wenn man hier JAUU von entspannt überhaupt reden kann. Außerdem kann ich dann ab und zu spa-SCHEISSE-PISSE-zieren gehen. Auch wenn das nicht ARSCH jeder gut findet.«

»Wieso gut finden?«

»Frag mal meine JAUU Nachbarn. Die haben mich schon wegen Ruhestörung angezeigt, nur weil ich JAUU draußen im Garten saß.«

»Wirklich?«

»ARSCH! Kein Witz. JAHAHA. Wirklich. DU WITZBOLD!«

»Wow, Olaf! Ist der geil! Da will ich hin! So will ich auch mal werden, so mächtig und stark! Olaf! Irgendwann schaffen wir das!«

So geht das die ganze Zeit. Alle zwei Sätze mischt sich mindestens ein JAUU! in seine Erzählung. Früher hat er viel unternommen, inzwischen lädt er Freunde lieber zu sich nach Hause ein. Während ich ihm zuhöre, bediene ich mich von der reichhaltigen, liebevoll angerichteten Schnittchenplatte. So eine Freundin könnte ich auch brauchen. Christian setzt sich zum Essen etwas von mir entfernt an den Tisch. Ich kann ihm ansehen, wie er gegen den Drang ankämpft, das Essen auf den Boden zu schmeißen.

Meine Angst, ich würde Christians heftige Tics sofort übernehmen, erweist sich als unbegründet. Ich ticce während unseres Gesprächs nur wenig, manchmal ein kurzes »Sieg Heil!«, aber auch nicht besonders laut.

Christian hingegen kopiert meine Tics umgehend, und zwar deutlich lauter, ohne diesen Umstand weiter zu kommentieren. Für meine Tics wirkt er fast wie ein Megaphon.

Als Christian mir erzählt, dass er eine Tochter hat, bin ich wirklich überrascht. Dabei ist das ja keineswegs ungewöhnlich. Hatte ich geglaubt, als Tourette-Patient solle man sich am besten sterilisieren lassen, um nicht noch mehr Zuckungen und Beleidigungen in die Welt zu setzen? Hatte ich geglaubt, Tourette sei vererbbar?

Ohne Medikamente schafft Christian es noch nicht. Und auch er kann ein Lied von den Nebenwirkungen singen.

Je länger er von sich erzählt, desto ernüchterter fühle ich mich. Mein Held ist anscheinend auch nur ein ganz normaler beziehungsweise ganz unnormaler Mensch mit Tourette. Aber was hatte ich auch erwartet? Den Titan-Ticcer? Den Super-SAU-Schreier?

Mein Held ist müde von seinen vielen Tics.

»Ist eine Binsenweisheit SCHEISSE«, resümiert er, »aber es ist halt alles nicht so einfach. JAUU!«

Es klingt, als hätte ein Kojote zustimmend geheult, und ich muss mich einmal mehr zusammenreißen, um nicht zu grinsen.

Als ich mich verabschiede, reicht Christian mir die Hand, im nächsten Moment fliegt sie jedoch förmlich durch die Luft und landet auf seiner Schulter.

»Tschüs«, sagt er und fügt gleich hinzu: »WITZBOLD! VERPISS DICH!« Und dann noch: »Tschuldigung. Tschüs.«

Um die Eindrücke zu verarbeiten, beschließe ich, irgendwo in der Stadt noch ein Bier zu trinken, anstatt gleich in die Klinik zurückzufahren.

Auf der Straße meldet sich »HA!«, ein uralter Tic, den ich schon fast vergessen hatte. Während ich »HA! HEIL HA!« ticce, fühle ich mich etwas gelöster als sonst. Es kommt mir so vor, als könnte ich hinter dem Schutzschirm von Christian ungehemmter ticcen. Ihn kennt hier schließlich fast jeder. Tourette also auch! Man wird hier also besonders tolera...

»Sagen Sie mal, sind Sie bescheuert? Wieso machen Sie so einen Radau?« Vor lauter Nachdenken über Toleranz und Verständnis habe ich das Polizeiauto gar nicht bemerkt, das wohl schon seit einiger Zeit im Schritttempo hinter mir herfährt und jetzt zu mir aufschließt.

Das Fenster wird heruntergelassen, und zwei ziemlich junge Beamte sehen mich verwundert an. »Können Sie vielleicht mal aufhören, so rumzubrüllen? Das ist Ruhestörung!«, sagt der Beamte auf dem Beifahrersitz direkt neben mir.

»Äh … äh … Entschuldigung. Das, also …« Mir stockt der Atem. Ich habe mich noch nie vor Polizisten erklären müssen.

»Das klingt jetzt vielleicht komisch«, stottere ich, »aber … äh … ich habe das Tourette-Syndrom.« Mir fällt auf, dass ich noch nie auf die Idee gekommen bin, vielleicht mal so eine Art Attest mit mir zu führen.

»Tourette-Syndrom?« Der Beamte schürzt die Lippen.

»Genau, Tourette-Syndrom, wie der Christian«, sage ich. Als müsste jeder hier sofort wissen, wer Christian ist.

»Christian Hempel?«, fragt der Beamte.

»Genau.« Scheinbar kannte ihn hier wirklich jeder.

»Ach der. Den sehen und hören wir manchmal in der Innenstadt.« Der Beamte grinst.

»Ich bin ein Freund von ihm und habe ihn gerade besucht. Wollte noch ein bisschen feiern gehen«, erkläre ich.

»Und wo soll's hingehen?«

»Ich weiß noch nicht, bin zum ersten Mal hier.«

»Na gut, dann steigen Sie mal ein. Wir kommen an einer Studentenkneipe vorbei, die ziemlich angesagt ist. Da lassen wir Sie einfach raus.«

Etwas ungläubig steige ich in das Polizeiauto. Dann sage ich: »Ach nein, vielleicht sollte ich doch lieber gleich nach Hause. Können Sie mich auch zum Bahnhof fahren?«

»Geht klar. Dann eben zum Bahnhof.« Die Beamten erzählen mir, dass sie Christian schon oft beim Ticcen in der Fußgängerzone beobachtet haben. Sie bestätigen auch die Anzeige von Christians Nachbarn. Direkt vor dem Bahnhofseingang lassen sie mich raus. Besser als jedes Taxi. Ich winke zum Abschied und bin immer noch etwas perplex.

Während der Rückfahrt im Zug und auch später in meinem Bett in der Klinik denke ich über Christian nach. Wenn selbst jemand wie er, der so offen mit der Krankheit umgeht und so viel Erfahrung damit hat, sich immer mehr in seinen Bunker zurückzieht, wie soll ich dann diesem Schicksal entgehen?

Und dann, spät in der Nacht, fällt mir auf, was ich zuallererst bei Christian gesucht habe: Ich wollte, dass er mir sagt: »Du wirst das schaffen. Du musst keine Angst um deine Zukunft haben. Alles wird gut.«

»Herr Blumberg, lassen Sie uns doch noch mal auf die letzte Gruppentherapie zurückkommen.«

»Gut. Nichts dagegen.«

»*Doch, und ob du was dagegen hast! Wieso will dieser Schönling von Doktor den kalten Kaffee jetzt noch mal aufbrühen?*«

Einzeltherapiesitzung bei Dr. Berg. Ich ziehe die Gruppentherapie vor. Da ist man nicht so intensiv gefordert. Einzeltherapie ist viel anstrengender. Ich habe dem Psychiater bereits ausführlich von meinem Besuch bei Christian erzählt, und er hat Fragen gestellt, die mir an die Nieren gegangen sind. Aber hey: Vielleicht ist diese Art der Konfrontation ja wichtig. Vielleicht muss das so sein. Trotzdem fühle ich mich schon ziemlich erschöpft.

»Wir hatten in der Gruppentherapie von Achtsamkeit gesprochen«, beginnt Dr. Berg. »Und mit diesem Begriff im Kopf wollen wir die Sitzung noch mal Revue passieren lassen. Sind Sie einverstanden, Herr Blumberg?«

»Ja«, antworte ich. Und ticce: »Hast dich gut gehalten, Opi!«

»Das hättest du wohl nicht gedacht, dass ich auch Schmeicheleien draufhabe, was? Aber auch Komplimente können peinlich sein, stimmt's?«

Die Sache ist nämlich die: Dr. Berg sieht unglaublich gut aus. Feines blondes Haar, markante Gesichtszüge. Groß und sportlich und ein Lächeln wie eine Umarmung. Charismatisch und doch voller Empathie. Dr. Berg, der Nervenarzt, dem die Frauen vertrauen. Und den sie bestimmt superscharf finden. Wenn ich mal Anfang fünfzig bin, möchte ich genauso aussehen.

Dr. Berg geht glücklicherweise nicht auf das Kompliment ein und bleibt professionell. Ein kurzes Schmunzeln kann er sich trotzdem nicht verkneifen. Aha, das hört er also nicht zum ersten Mal. »Sie haben bei zwei Gelegenheiten den Kopf gegen die Wand geschlagen«, fährt er unbeirrt fort. »Besteht für Sie irgendein Zusammenhang zwischen diesen beiden Gelegenheiten?«

»Nicht dass ich wüsste.«

»Haben Sie sich beide Male vielleicht ähnlich gefühlt?« Dr. Berg sieht mich freundlich, aber durchdringend an. Ich versuche nachzudenken, denke aber wieder nur, dass er sich wirklich gut gehalten hat für sein Alter.

»Eitler Pfau!« Ich ticce es laut und gepresst. Bevor Dr. Berg darauf eingehen kann, schiebe ich schnell hinterher: »Glaube ich nicht.«

»Wie haben Sie sich beim ersten Mal gefühlt, als Sie den Kopf gegen die Wand schlugen?«

»Es hat weh getan.«

»Und was noch?«

»Reicht das nicht? Es war halt ein Zwang, das müssten Sie doch eigentlich wissen. Ursache und Wirkung. Ich hab den Zwang, das zu tun, und dann mache ich es. Punkt.«

Das habe ich gemeint: Einzeltherapie geht ganz schön an die Nieren. Schon allein deshalb, weil alles immer hinterfragt werden muss.

»Nein, ich fürchte, das reicht noch nicht ganz. Mir ist aufgefallen, dass Sie gerne ausweichend antworten. Sie haben in der Runde gesagt, dass Sie sich, ich zitiere, ›beschissen‹ fühlen, und dann kam gleich ein Witz. ›Besser beschissen.‹ Mit solchen Äußerungen gehen Sie wieder weg von sich selbst und Ihrem Gefühl.«

Verdammt, denke ich. Er hat sich anscheinend detaillierte Notizen gemacht.

»*Pff. Sorry, aber das klingt irgendwie ziemlich halbgar. Für so ein Gequatsche muss man jetzt wirklich kein Experte sein.*«

»Jetzt ist es ähnlich«, fährt er fort. »Ich frage Sie, welches Gefühl das Kopfschlagen bei Ihnen begleitet hat, und Sie antworten nur: ›Es hat weh getan.‹ Dass es weh tut, mit dem Kopf gegen die Wand zu schlagen, das liegt doch auf der Hand. Aber welches Gefühl hat Sie dazu gebracht, es zu tun?«

»Ich weiß es nicht mehr.«

»Was ist denn unmittelbar vorher passiert?«

»Keine Ahnung. Schwer zu sagen. So sehr reflektiere ich meine Tics jetzt auch nicht. Dann würde ich ja verrückt werden, wenn ich jedes Mal genau analysieren würde, wann welcher Tic warum kommt.«

»Kein Problem. Dafür habe ich ja meine Notizen. Lassen Sie mich mal nachsehen.« Er kramt in seiner Ledertasche nach einem Block und blättert darin. »Sehen Sie, vorher hat Frau López geredet, Maria López. Sie hat ziemlich lange über sich und ihre Eltern geredet und sich über vieles beschwert. Die Aufmerksamkeit der Gruppe war also ganz bei ihr. Und dann fingen Sie an, mit dem Kopf gegen die Wand zu schlagen. Sofort waren Sie der Mittelpunkt der Gruppe. Unser aller Aufmerksamkeit hat sich auf Sie konzentriert.«

»Was wollen Sie damit sagen? Meinen Sie, ich ticce nur, um Aufmerksamkeit zu bekommen?«

Dr. Bergs Stimme wird noch sanfter und tiefer. »Ich will hier überhaupt nichts sagen oder bewerten. Ich will Ihnen lediglich Denkanstöße geben. Vielleicht spüren Sie dem Thema Aufmerksamkeit einmal nach. Dass man Sehnsucht nach Aufmerksamkeit hat, ist ganz normal. Aber es gibt viele Wege, um diese Aufmerksamkeit zu bekommen. Mit dem Kopf gegen eine Wand zu schlagen ist nur einer davon.«

»Hm«, mache ich. Meine Tics und ich sind verstummt. Es kommt mir so vor, als würde ich, wenn ich jetzt zum Beispiel »Heil Hitler!« ticcen würde, das, was er sagt, nur bestätigen. Aber ich bin mir ziemlich sicher, dass er unrecht hat. Dass zwischen Tourette und Aufmerksamkeit ein Zusammenhang besteht, weiß jeder Tourette-Patient. Aber daraus eine Methode machen? Nur um wirklich immer im Mittelpunkt zu stehen? Das ist mir zu einfach.

»Mir nicht! Ist doch geil! Mit dem Kopf durch die Wand – jippiie! Außerdem: Der Doktor hat gut reden. Wenn man so aussieht wie der, dann muss man sich über mangelnde Aufmerksamkeit natürlich nicht beklagen.«

»Tourette ist halt neurologisch, Doktor«, sage ich und schaue ihm direkt in die Augen. Das ist gerade verdammt dünnes Eis zwischen uns. Schließlich habe ich gelitten und gelitten. Die leiseste Andeutung, ich hätte das sozusagen freiwillig getan, bringt mein Blut zum Kochen. »Ich stecke da nun wirklich nicht drin, wie und warum meine Tics zustande kommen.«

Dr. Berg sieht mich aufmerksam an. Dann überrascht er mich: »Entschuldigen Sie, ich wollte Ihnen nicht zu nahe treten. Wie gesagt, ich bin kein Tourette-Spezialist und liege sicher nicht mit allem immer richtig.«

»Ist schon okay, Doc. KÜCHENPSYCHOLOGE!«

Dr. Berg zuckt kurz zusammen. Dann wechselt er das Thema: »Außerdem wollte ich noch mal auf Herrn Merz zurückkommen.« Er wirft einen kurzen Blick in seinen Notizblock. »Sie haben gesagt, wenn Sie sich erinnern, Herr Blumberg, dass Herr Merz mit seiner Krankheit hausieren geht.«

»Stimmt.«

»Haben Sie den Eindruck, dass seine Traurigkeit künstlich ist?«

»Keine Ahnung. Mir fiel das einfach so auf. Das kommt mir bei ihm vor wie eine Weltschmerz-Sehnsucht. Ich war selber auch schon mal depressiv. Aber ich weiß nicht, ich würde den Leuten damit nicht so auf den Zeiger gehen wollen. Ich würde alles dafür tun, damit das vorbeigeht. Und das hat bei mir damals auch gut funktioniert.«

»Vielleicht ist aber Ihr Weg nicht der Weg, den alle anderen auch gehen möchten. Da sind die Menschen sehr individuell. Sie haben doch selbst erlebt, dass Ihnen Menschen vorgeworfen haben, Tourette sei gar keine Krankheit, sondern Sie könnten sich einfach nur nicht zusammenreißen. Finden Sie nicht, dass zwischen den beiden Behauptungen, ein Depressiver habe Weltschmerz-Sehnsucht und jemand mit Tourette könne sich nur nicht zusammenreißen, eine gewisse Ähnlichkeit besteht?«

»Na ja ...«

»Könnte es sein, dass Sie, anstatt sich den Schmerz einzugestehen, den es Ihnen zufügt, wenn man Ihre Krankheit nicht anerkennt – also, dass Sie die Bewertungen der Gesellschaft verinnerlichen und nach außen vertreten?«

»DU WICHSER! FICK DICH!«, bricht es aus mir heraus. Urplötzlich. Dr. Bergs Hände verkrampfen sich. Denkt er etwa, dass das eben kein Tourette war? Ich lasse den Tic unkommentiert und fühle mich etwas besser. So etwas hat noch nie jemand zu mir gesagt, und ich bin stinkwütend.

»Sorry, Doc, aber das ist totaler Scheiß.«

»Herr Blumberg ...«

»Sie können ja vieles sagen oder behaupten, aber ...«

»Herr Blumberg ...«

»Ich meine, das würde ja bedeuten ...«

»Herr Blumberg!«, sagt Dr. Berg nun sehr deutlich. Ich verstumme. »Mir ist bewusst, dass das für Sie erst mal eine gewagte Theorie ist. Es ist ja auch nur eine Hypothese und nicht in Stein gemeißelt. Betrachten Sie sie als Denkanstoß, einen Impuls, die Dinge anders zu betrachten, wenn Sie so wollen.«

»*Denkanstoß! Sind wir hier beim Murmelspiel, oder was?*«

Mir wird auf einmal ganz mulmig zumute. »Wichser«, ticce ich noch einmal, diesmal leiser, aber Dr. Berg sieht mich nur unverwandt an. Ich schaue an ihm vorbei aus dem Fenster. Dr. Berg hat das schönste Büro auf dem ganzen Klinikgelände. Da bin ich mir sicher, obwohl ich natürlich noch längst nicht alle Büros gesehen habe. Ein großes Zimmer mit wunderbarem Ausblick ins Grüne. Es fällt so viel Licht herein, dass ich förmlich geblendet werde.

»Sehen Sie, Herr Blumberg. Es gibt auf all diese Fragen keine einfachen Antworten. Aber es könnte sein, dass die abwertenden Reaktionen auf Ihre Krankheit, die Sie oft erlebt haben, bei Ihnen dazu geführt haben, dass Sie beispielsweise Ihren Bekannten, der mit seiner Krankheit umzugehen gelernt hat, zum Helden stilisieren. Und dass Sie auf der anderen Seite auf Leid, das Ihnen unglaubwürdig erscheint, mit aggressivem Verhalten reagieren. Ich sehe darin nichts Verwerfliches. Aber Sie würden es sich womöglich einfacher machen, wenn Sie den Umgang anderer Menschen mit Krankheit gar nicht erst moralisch bewerten, sondern sich stattdessen ganz auf sich konzentrieren. Auf Ihre Bedürfnisse. Thema Achtsamkeit.« Matthias würde jetzt wahrscheinlich sagen: »Mään, das flasht ganz schön.« Aber ich muss die Ausführungen von Dr. Berg erst mal verarbeiten. Auch wenn ich das Wort Achtsamkeit langsam nicht mehr hören kann.

»Kann schon sein«, sage ich nur. »Was denken Sie denn?«

»Meine persönliche Meinung ist hier nicht wichtig. Aber meiner Erfahrung nach entspringt beides – die Suche nach Helden und das Herabsetzen anderer Menschen – einem Mangel an Glaube an die eigene Selbstwirksamkeit.«

»Gähn! Langweilig! Am Ende läuft es immer auf dasselbe hinaus. Du bist nicht selbstbewusst genug etc. Aber das wusstest du doch schon vorher!«

»Aha«, sage ich nur. Der Mann geht ganz schön in die Vollen.

»Damit will ich natürlich nicht sagen, dass Ihre Tourette-Erkrankung daher rührt.« Meine Tics schweigen. Ich habe mich abreagiert, die Wut in mir beginnt langsam zu verrauchen.

»Sehen Sie, das sage ich ja. Tourette ist unheilbar. Egal, wie selbstbewusst man ist. Außerdem, und das können Sie mir glauben, wenn etwas am eigenen Selbstbewusstsein kratzt, dann ist es Tourette.«

»Das verstehe ich. Was ich sagen will, ist Folgendes: Sie, Herr Blumberg, bestehen nicht nur aus Tourette. Sie haben Ihre Diagnose ja erst sehr spät erhalten, insofern ist es überhaupt nicht verwunderlich, dass Sie die Schwierigkeiten, mit denen Sie zu kämpfen haben, auf die Krankheit projizieren. So eine Diagnose kann einen völlig aus der Bahn werfen. Aber ich kann Ihnen versichern: Sie haben eine ganz normale Persönlichkeit mit ganz normalen Problemen. Meiner Auffassung nach kann man Tourette wie einen Zerrspiegel begreifen, der bestimmte Aspekte in Ihrem Leben extrem vergrößert, andere dagegen in den Hintergrund treten lässt. Aber hinter der Tourette-Verzerrung stecken immer noch Sie selbst. Lassen Sie sich das mal durch den Kopf gehen.«

»Okay.« Mir fällt nichts mehr ein. Es könnte stimmen, was der Doktor sagt, es könnte aber auch kompletter Unsinn sein. Fest steht nur: Der Mann macht mich fertig. Ich fühle mich wie ein ausgewrungener Schwamm, der dafür benutzt wurde, einen Zementmixer sauber zu machen.

»Es gibt in Ihrem Leben sehr viele Dinge, die überhaupt nichts mit Tourette zu tun haben. Das, was Sie gerne machen, zum Beispiel.«

Ich nicke.

»So, und jetzt habe ich genug geredet. Darf ich Sie noch auf ein Mineralwasser einladen, Herr Blumberg?«

»Ich ... Hä? Wieso? Das ist doch sowieso in der ganzen Klinik umsonst.«

»Richtig. War auch nur ein kleiner Scherz.« Der Doktor grinst und entlässt mich in den Nachmittag.

Auch in dieser Klinik gibt es einen Raum der Stille. Das scheint zur Standardausstattung moderner Kliniken zu gehören. Aber ich muss jetzt nicht mehr in diesen Raum gehen, um mit Gott zu sprechen. Oder wer auch immer da oben ist. In meinem Zimmer geht es genauso gut. Jedenfalls habe ich damit nicht aufgehört, denn es fühlt sich immer wieder befreiend an. Vor allem nach den Einzelsitzungen mit Dr. Berg, die mir regelmäßig die Schuhe ausziehen. Danach empfinde ich oft Trauer, manchmal Wut, manchmal aber auch eine starke, große Zuversicht. Davon erzähle ich Gott. Ehrlich und offen. Unverstellt.

Ich weiß nicht, wie ich damit bei ihm so rüberkomme. Manchmal bin ich vielleicht ein wenig negativ. Auf jeden Fall schimpfe ich viel auf Dr. Berg und seine bescheuerten Denkanstöße. Und so hat Gott sich wahrscheinlich gedacht, dass er mir doch einfach mal einen Therapeuten aus seinem Angestelltenpool schicken könnte. Und zwar nach einer durchzechten Nacht.

In der Klinik ist am Wochenende nicht viel los, deshalb habe ich Markus, einen alten Schulfreund, besucht und mit ihm ordentlich gefeiert. Am Freitagnachmittag hatte ich noch eine Einzelsitzung bei Dr. Berg und war froh, danach ein paar Bierchen zu zischen. Oder auch ein paar mehr.

Leider kann ich mich am nächsten Mittag kaum noch an die Einzelheiten der vergangenen Nacht erinnern. Aber ich weiß immerhin noch, dass mich Markus irgendwann in seine Wohnung gezerrt hat, weil ich mich auf dem Rückweg lauthals mit einer Frau gestritten habe, die sich von meinen Tics gestört fühlte. Sie schrie: »Besoffenes Asipack«, und: »Troll dich nach Hause, du Ruhestörer!« Woraufhin ich sie als »intolerante Schlampe« beschimpfte. Leider war das kein Tic. Daran kann ich mich noch genau erinnern.

Markus wohnt noch bei seinen Eltern, und während ich mich mit Kopfschmerzen aus dem Bett wälze, wird mir klar, dass er wahrscheinlich gerade unten in der Küche mit ihnen frühstückt. Auf ein Zusammentreffen mit Markus' Eltern habe ich in meinem Zustand natürlich keine große Lust. Außerdem ist es ziemlich wahrscheinlich, dass ihnen meine nächtlichen Pöbeleien auf der Straße keineswegs entgangen sind. Ich schleiche die Treppe hinunter und will am liebsten unbemerkt verschwinden. Doch in der Küchentür wartet schon Markus' Vater. In seinem Blick erkenne ich sofort, dass er mindestens das Wort »Schlampe« gehört hat.

»Olaf«, beginnt er, »guten Morgen erst mal. Das war ja ziemlich heftig gestern Nacht. Willst du einen Kaffee?«

»Hey, du Pädo«, ticce ich völlig unvorbereitet, bleibe vor der Küchentür stehen und wähle dann die unwahrscheinlichste aller Entschuldigungen. »Äh, ja, danke, gleich. Aber ich geh mir vorher noch kurz die Beine vertreten. Bin gleich wieder da.« Ich verlasse das Haus und flüchte im Laufschritt die Straße entlang.

Jetzt fällt mir wieder ein, dass noch ein paar Nachbarn am nächtlichen Wortwechsel beteiligt waren. Irgendwelche Typen von einer Party, die belustigt den Streit zwischen der

Frau und mir verfolgt hatten, bis von irgendwoher jemand rief, er wolle »verfickt noch mal schlafen« und werde gleich die Polizei rufen.

Ich würde das Ganze am liebsten ungeschehen machen, aber dafür ist es natürlich zu spät. Nicht weit von Markus' Haus entfernt gibt es einen langgezogenen Schutzdeich. Wie zur Buße beschließe ich, diesen Deich so weit wie möglich entlangzulaufen.

Wind bläst mir entgegen, und meine Kopfschmerzen lassen bald ein wenig nach. Ein paar Frachtschiffe ziehen träge an mir vorbei.

Nach einer halben Stunde Fußmarsch gelange ich an eine kleine Dorfkirche. Ohne zu zögern, betrete ich den Kirchenraum. Ich will nicht unbedingt beten, mich aber ein bisschen sammeln. Den Kopf freibekommen. Die Kirche ist leer, nur ein schwarzer Pastor sitzt in der vordersten Holzbank.

Er dreht sich zu mir um und begrüßt mich auf Englisch.

»Hello, my friend. Welcome to our church. What's your name?«

»Hello«, entgegne ich. »My name is Olaf.« Nach den guten Erfahrungen mit der Bäckerin in der Kleinstadt, in der Christian wohnt, will ich hier gleich genauso weitermachen.

»Das Problem ist nur«, erkläre ich, immer noch auf Englisch, »dass ich an einer Krankheit leide, die in meinem Kopf sitzt und Tourette-Syndrom heißt.«

»Oh«, sagt der Priester sichtlich erstaunt und fasst sich an den Kopf. »I see. It's in your head?«

»Ja. Und sie bringt mich dazu, dass ich komische Geräusche mache und manchmal schreie. Oder sogar laut fluche. Aber ich meine das nicht so. Es ist nur die Krankheit. Ich bin deshalb kein Ungeheuer oder ein böser Mensch.«

»No problem, my friend«, antwortet er.

Ich nehme in einer der mittleren Bänke Platz und beginne mit der inneren Zwiesprache. Ich spreche zu Gott und versuche dabei, meine Gedanken zu ordnen. Falls Gott sie zufällig interessant finden sollte, würde ich mich selbstverständlich über eine passende Antwort oder Eingebung freuen. Aber das ist gar nicht unbedingt notwendig. Hauptsache, auf seiner Seite ertönt, wenn ich mit ihm sprechen will, kein Besetztzeichen.

Ich denke an meine Ausfälle von gestern Nacht und daran, was Dr. Berg am Nachmittag in der Einzeltherapie angedeutet hat. Vielleicht hat er recht, und ich habe noch viel mehr Angst vor meinen Tics, als ich mir eingestehen will. Vielleicht habe ich meine Krankheit überhaupt noch nicht richtig akzeptiert und gebe ihr die Schuld für Dinge, die mit ihr gar nichts zu tun haben. Vielleicht fängt der Verarbeitungsprozess jetzt erst langsam an. Und was hat Dr. Berg noch gesagt? Ich bestehe nicht nur aus Tourette. Tourette ist ein Teil von mir, aber längst nicht alles.

Während ich nachdenke, füllt sich die Kirche mit Menschen. Darunter auch Kinder, die zwischen den Bänken herumturnen. Offenbar handelt es sich weder um eine katholische noch um eine evangelische Kirche. Vielleicht sind die Gläubigen hier Baptisten oder Adventisten oder etwas in der Art, denn sie sind fast alle schwarz. Nach einer halben Stunde ist der Kirchenraum zum Bersten voll. Ich bleibe einfach inmitten der Gemeinde sitzen, während der Gottesdienst beginnt. Es wird ein französisches Lied angestimmt, das sich eindeutig nach Gospel anhört.

Unwillkürlich muss ich an graue Klischee-Gottesdienste denken. Die meisten Gläubigen bewegten damals nur lautlos die Lippen zu den lahmen Liedern, so dass man oft nur den Pastor singen hörte. Hier ist das anders: Die ganze Kirche ist förmlich erfüllt von dem Gesang. Die anschließende Predigt ist kein Monolog, sondern gleicht einer lebhaften Diskussion. Auf Englisch. Die Menschen reden jedoch so schnell, dass ich kaum ein Wort verstehe. Einige halten ihre Bibel aufgeschlagen in der Hand und machen sich mit einem Bleistift Notizen an den Rand.

Ich traue mich zwar nicht, auf Englisch mit zu diskutieren, aber während der Diskussion ticce ich immer wieder leise. Weil die Stimmen durcheinandergehen, fällt das außer den Kindern offenbar niemandem auf. Erstaunlicherweise hält sich mein »Heil Hitler!«-Tic hier zurück. Wie gesagt: Tourette ist wie ein kleines Kind – vor richtig krassen Provokationen schreckt es dann doch oft zurück. Es will nur nerven, so lange es geht. Statt »Heil Hitler« ticce ich »Hu!«, was ich wahrscheinlich von Christian kopiert habe. Es klingt, als wollte ich Werbung für Yahoo machen, aber wahrscheinlich werde ich dem Konzern das nie in Rechnung stellen können.

Plötzlich zeigt der Priester auf mich und sagt: »Come here, my friend. Come here!«, und auf einmal ist es still um mich herum.

Ich spüre, dass ich jetzt nicht so einfach verschwinden kann wie aus dem Elternhaus meines Freundes. Ich stehe also mit pochendem Herzen auf und bewege mich in Richtung Altar. Ich lasse ein halblautes »Ha!« ertönen, das aber in der allgemeinen Stille viel lauter klingt als die leisen Tics vorher. Einige Gemeindemitglieder nicken, als wüssten sie Bescheid.

Ich stelle mich mit gesenktem Blick vor den Priester. Durch die Kirchenfenster fällt diffuses Tageslicht. Mir ist auf einmal ganz warm. Der Priester starrt mich an, als wäre er wahnsinnig. Staub tanzt vor meinen Augen im Sonnenlicht. Der steinerne Jesus neben dem Altar scheint mich bedrohlich zu mustern.

Der Pastor taucht seine Hand in einen goldenen Kelch, den er vom Altar nimmt. Ich glotze wie ein Fisch auf diesen Kelch und weiß überhaupt nicht, was ich tun soll. Mit zwei ruckartigen Bewegungen besprenkelt er mich mit Wasser. Gleichzeitig verfällt die Gemeinde in eine Art hypnotischen

Singsang, fasst sich an den Händen und bewegt sich schaukelnd hin und her.

Ehe ich fragen kann, was das Ganze eigentlich soll, erhebt der Priester die Stimme und ruft laut: »THE DEVIL GETS OUT OF YOU, MY FRIEND!« Der Singsang der Gemeinde schwillt immer lauter an.

Sind hier alle verrückt geworden? Will man mich zum Oberguru ernennen, oder soll das hier Exorzismus werden?

»YES!«, schreit der Priester und fixiert mich. »THE HOLY GHOST GETS INTO YOU AND SETS YOU FREE. LET HIM IN! LET THE HOLY GHOST FULFILL THE GIFT OF OUR GOD!« Sein ganzes Gesicht ist mit Schweißperlen bedeckt, und die Adern auf seiner Stirn treten hervor, während er die Hände gen Himmel hebt und den Heiligen Geist beschwört, mich vom Teufel zu befreien. Der Mann scheint kurz vor einem Herzinfarkt zu stehen.

Vor lauter Verblüffung bringe ich keinen Ton, geschweige denn einen Tic heraus. Plötzlich brüllt der Geistliche aus voller Kehle: »THE DEVIL IS NO MORE! THE DEVIL IS NO MORE!«

Die Zeremonie überfordert mich. Mir ist unglaublich heiß. Als hätte ich einen Ofen verschluckt. Ich taumele zurück auf die Bank, die Gemeinde verstummt, der Priester lächelt, und mit einem Schlag ist es vorbei. Hat man mir gerade wirklich den Teufel aus dem Leib getrieben?

»Uaaah! Olaf, das war ja wohl das Krasseste, was wir je erlebt haben, oder? Aber weißt du was? Ich bin immer noch da!«

Wie immer beginnt es mit einem Kribbeln, das langsam stärker wird. Schließlich bricht ein altbekanntes »Ha!« aus mir heraus. Diesmal so laut, dass niemand in der Kirche es überhören kann. »HA!«, ticce ich, so laut ich kann. »HA!«

»Während die Monsterfratzen hämisch blicken und Tungdil seine Feuerklinge bereithält ...«, lese ich, während sich Johannes und Maria über die Abendplanung streiten. Die ganze Lockere-Schrauben-Abteilung macht nämlich einen Ausflug ins Kino, kann sich aber nicht auf einen Film einigen.

Ich blicke einmal kurz auf und dann wieder in mein Buch. »Die abartigen Verwandten der Elben kleideten sich mit Vorliebe in rußgeschwärzte Menschenhaut, die sie ...« Schon wieder geht das Gezanke los. »Leute«, sage ich, »vielleicht finden wir ja was mit Liebe für Maria und mit Geballer für dich, Johannes.«

»Liebe und Geballer passen nicht zusammen, Olaf. Begreifst du das nicht?«, quengelt Maria. Ich klappe mein Buch zu und schütte unauffällig etwas Kaffeepulver in das heiße Wasser in meiner Tasse. Aus unerfindlichen Gründen ist Koffein auf der Station nicht gestattet. Rauchen dagegen dürfen wir, so viel wir wollen. Der Stationsarzt drückt aber meistens zwei Augen zu und lässt die Kaffee-Junkies gewähren. Nur bei Alkohol versteht die Klinikleitung keinen Spaß.

Mir geht die Filmdiskussion zwar auf die Nerven, aber ich freue mich auf den Abend. Überhaupt haben mir die ersten Wochen in der neuen Klinik ziemlich gutgetan, trotz der anstrengenden Therapiestunden. Seit langer Zeit habe ich endlich mal wieder das Gefühl, ein einigermaßen stressfreies Leben führen zu können, denn ich werde hier zu nichts gezwungen.

»Hey, Mään, alles fresh?« Matthias gesellt sich zu uns. »Was wollt ihr denn watchen heut Abend?«

Und damit geht die Diskussion schon wieder los, bis man sich schließlich entscheidet, den Film direkt vorm Kino auszusuchen.

Während wir auf den Bus in die Innenstadt warten, beugt sich Rocky zu mir vor und sagt: »Olaf, das wird bestimmt spannend mit dir.«

»Wieso das denn?«

»Ich bin noch nie mit jemandem weggegangen, der Tourette hat. Das wird bestimmt lustig.«

Ich fühle mich ein bisschen beleidigt. »Dann solltest du vielleicht lieber in den Zoo gehen«, entgegne ich pampig.

»Oh Gott, nein. Nicht falsch verstehen. Ich mein das nur so. Ich kenn das halt nicht.«

»Schon klar«, sage ich. Wahrscheinlich hat Rocky es wirklich nicht böse gemeint, aber meine schöne Entspannung ist erst mal dahin. In den Bus einzusteigen fühlt sich an wie ein Sprung ins kalte Wasser. Ich muss an den Ninja-Kämpfer denken: »Bist du ein Hundemensch, oder was?«

Der Bus ist bereits ziemlich voll. Nur Rocky bekommt noch einen Sitzplatz, der Rest von uns muss stehen. Direkt neben mir steht wie auf Kommando ein Kandidat, der meinen Tics wahrscheinlich nicht die allergrößte Toleranz entgegenbringen wird. Ein schlechtgelaunter Schrank von einem jungen Mann, der genervt aus dem Fenster sieht.

»Hast du etwa Angst vor dem?«

»Nein, aber bitte halt für die paar Minuten einfach mal die Klappe.«

»Wieso? Macht doch Spaß! Und ich habe noch eine Überraschung für dich!«

Super. Statt des altbekannten »Ha!« ticce ich plötzlich ein langgezogenes »Heeey!«, wahrscheinlich, weil das viel eher eine Reaktion hervorrufen wird.

Während ich ticce, versuche ich, den jungen Mann neben mir nicht direkt anzusehen. Vielleicht fühlt er sich dann auch nicht angesprochen. Doch er schaut sofort zu mir herüber und wirkt fast zufrieden, endlich jemanden gefunden zu haben, an dem er seine schlechte Laune auslassen kann. Hoffentlich, denke ich, hält er mich für einen besoffenen Fußballfan ohne Vereinsklamotten. Der 1. FC Tourette auf dem Weg zum Stadion. Mit nur einem Spieler. Rocky wirft mir einen verstohlenen Blick zu. Er rechnet wohl jeden Moment mit einer unterhaltsamen Show. Das Brodeln in mir wird immer stärker. Ich überlege, ob ich den Typ vielleicht warnen soll: »Hey, also, sorry, ich wollt nur sagen, dass ich manchmal komische Geräusche mache ...« Aber ich weiß nicht, ob er mir dann nicht erst recht eins aufs Maul gibt. Plötzlich kann ich es nicht mehr aushalten. Das Brodeln bricht sich Bahn. »Heil, du Spinner!«, ticce ich. Anscheinend eine Mischung aus »Heil Hitler« und »Du Spinner«.

Der junge Mann sieht mich mit einer Mischung aus Aggressivität und Verwunderung an. Er ist sich wohl nicht sicher, ob ich komplett durchgeknallt bin oder ob ich ihn einfach nur verarsche.

»Heey«, ticce ich leise. Und dann ganz laut, ohne ihn anzusehen: »Hey, du Schwuchtel!« Er legt eine Hand auf seine Brust, als wollte er sagen: »Meinst du mich?«

Doch meine Tics werden immer schlimmer. »Glotz nicht so«, ticce ich, noch immer, ohne ihn anzusehen. Ist das der Sektflaschen-Effekt, der knallende Korken, nur weil ich die Tics ein paar Minuten unterdrückt habe?

Plötzlich dreht Johannes sich zu mir um. »Ey, dann hol isch meine Brüda«, imitiert er einen Ghetto-Akzent. Matthias setzt ebenfalls ein: »Yo, Mään! Dann gibt's richtig beef, Alter!« Während er spricht, zwinkert er immer wieder übertrieben mit den Augen. Rocky braucht etwas länger, um die Situation zu erfassen, und wirft dann ein etwas hölzernes »Heil Kikeriki!« ein. Dabei grinst er mich an und zuckt mit den Armen. Ich brauche von allen wohl am längsten, um zu begreifen, was hier geschieht. Und dann gackert Maria auch schon los. Matthias rülpst laut, und Johannes fängt an zu headbangen.

Ich muss lachen. Richtig laut lachen. Es fühlt sich befreiend an, herrlich. Die Leute im Bus drehen sich nun alle nach uns um und schauen uns belustigt an. Bald verlieren sie aber wieder das Interesse, einschließlich des jungen

Mannes, dessen Faust ich schon auf meiner Nase gesehen hatte. Vermutlich halten die Fahrgäste das Ganze für einen Flashmob von Klinikpatienten.

Meine Wut, mein Frust und der Stress, alles ist plötzlich wie weggeblasen. So etwas habe ich noch nie erlebt. Ein unglaubliches Gefühl. Obwohl ich keine einzige von der Krankenkasse teuer bezahlte Pille geschluckt habe.

Unser Flashmob geht noch ungefähr vier Haltestellen lang weiter, bis wir am Einkaufszentrum mit dem Kino angekommen sind und aussteigen. Mir ist flau im Magen, und ich bin gerührt. Am liebsten würde ich Johannes, Matthias, Rocky und Maria umarmen.

Ich bin Olafius, Ritter und Held von tausend Schlachten! Meine Ritterrüstung funkelt nur so, und ich bin kurz davor, wieder mal eine wunderschöne blonde Prinzessin vor den Fängen eines hinterhältigen, hässlichen Wattmonsters zu retten! Unerschrocken reite ich durch den dichten Nebel, als in der Dunkelheit plötzlich zwei unglaublich große, entsetzlich starrende Augen aufglühen. Ich greife nach Salampur, meinem mächtigen Elbenschwert, stoße einen grunzenden Schlachtruf aus und hebe das Schwert zum tödlichen …

Aber die Augen des Nebelmonsters sehen nicht aggressiv oder hungrig aus. Eher gestresst. Statt grässlichem Feueratem hat das Monster Mundgeruch, und statt teuflischen Hörnern trägt es lange, fettige Haare.

Lass mich vorbei, du garst'ges Wesen, denke ich, lass mich die Prinzessin erretten! Aber das Nebelmonster antwortet nur: »Olaaaf!«

Ich schlage die Augen auf: Das Nebelmonster ist Georg, mein liebster Feind aus der Behindertengruppe. Georg ist vierzig und trägt meistens Pullunder, Bundfaltenhose und dazu dicke Tennissocken in Sandalen, was perfekt zu seiner schlaksigen Erscheinung passt. Genauso stelle ich mir den typischen deutschen Spießer vor, der auf der Suche nach Unkraut, das aus Nachbars Garten herüberwächst, andauernd missbilligend in die Gegend stiert.

»Olaf, schon viertel acht!«, ruft er direkt in mein Ohr. »Du musst Brötchen holen! Du hast es versprochen! Olaaf!«

Das mit drei viertel oder viertel sechs habe ich noch nie begriffen, und ich fühle mich auch alles andere als ausgeschlafen. Gestern habe ich mindestens eine Flasche Sekt getrunken. Ich liege auf einer Matratze im Wohnzimmer hinter der Couch. Ich hätte eigentlich auch *auf* der Couch schlafen können, aber ich habe mich absichtlich dahinter verbarrikadiert, um so etwas wie einen Rückzugsort zu haben. Mit Tourette braucht man Rückzugsorte wie das Wasser zum Leben.

»Guten Morgen, Georg«, erwidere ich und reibe mir die Augen. »Nett, dass du mich so früh weckst.«

»Brötchen holen! Und Reia wegmachen!« Georg hat überhaupt keinen Sinn für Ironie oder Sarkasmus. Er zerrt an meinen Armen. Seine Äuglein ziehen sich bereits gefährlich zusammen.

»Ja, okay«, sage ich. »Aber wieso ich? Und wer ist bitte schön Reia?«

»Du hast es versprochen!«

»Wann war das denn?«

»Du hast es versprochen! Reia von Thomas wegmachen!« Georg hat immer sehr klare Vorstellungen davon, wie etwas sein muss. Wann man aufstehen muss oder was man nicht sagen darf. Er ist nicht hinterhältig oder gemein, er erträgt bloß die Abweichungen von der Routine nicht. Abweichungen bedeuten für ihn großen Stress. Und sein bevorzugtes Mittel, diesen Stress abzubauen, besteht darin, sich heftigst am ganzen Körper zu kratzen.

Es gibt noch etwas, was er nicht ertragen kann: meine Tics. Er kommt damit überhaupt nicht klar. Was natürlich wiederum mir selber Stress bereitet und – welche Überraschung! – meinen Tic-Level in Bezug auf ihn stark erhöht.

»Ich mag das nämlich nicht, wenn man mich nicht mag.«

»Ich weiß.«

»Wer mich nicht mag, der hat es auch nicht verdient, dass ich ihn in Ruhe lasse.«

»Wie kindisch!«

»Na und?«

Georg hüpft auf dem Fliesenboden herum und ruft immer wieder: »Brötchen holen!«

Da platzt es aus mir heraus. »Schwuchtel!«, ticce ich. Und gleich noch mal: »Schwuchtel!« Georg starrt mich fassungslos an, und sofort tut es mir leid. Dann erst fällt mir auf, dass es stark nach Kotze riecht.

Wir sind in einem Ferienhaus an der Nordsee. Genauer gesagt: auf der Ferienfreizeit einer Wohngruppe für Menschen mit Behinderung. Mein dreimonatiges Praktikum in einem Verein für Behindertenbetreuung neigt sich bereits dem Ende zu.

Es war Ludwig, der mich auf die Idee gebracht hat, es mit einem Praktikum im sozialen Bereich zu versuchen. Nach der alles in allem doch ganz guten Zeit in der Klinik in Norddeutschland wollte ich auf keinen Fall wieder zurück nach Bochum. Bochum steht in meinem Kopf nur noch für Beton und für meine Verzweiflung nach der Diagnose. Ludwig hat mich mehrmals in der Klinik besucht, und wir haben uns viel über meine Zukunft unterhalten. Ich fühlte mich zwar in der All-inclusive-Abteilung der Klinik ganz wohl, aber ich wusste auch, dass ich nicht ewig dort bleiben konnte. Die Krankenkasse hatte zunächst nur einen Aufenthalt von zwei Monaten bewilligt, der dann auf Empfehlung von Dr. Berg um einen Monat verlängert wurde.

Ich wusste nicht, wohin ich sollte, aber eins wusste ich sicher: Egal, wie schlimm mein Tourette war, ich konnte nicht den ganzen Tag alleine zu Hause hocken wie Christian. Das würde ich nicht schaffen. Ich bin kein Einsiedler. Und für Einsen und Nullen und Webdesign interessiere ich mich auch nicht. Die Deutschlehrer-Laufbahn war zwar ab-gehakt, aber ich wollte trotzdem gerne mit Menschen arbei-ten.

»Dann studier doch soziale Arbeit«, meinte Ludwig eines Abends. »Geh unter Menschen, die selbst eine Beeinträchti-gung haben. Da hast du es bestimmt nicht so schwer wie in der Schule.«

»Du meinst, eine Behinderung?«, fragte ich trotzig zurück.

»Ja, aber das heißt jetzt Beeinträchtigung. Um die Leute nicht zu beleidigen. Das kann schon manchmal sinnvoll sein. Manche sagen sogar: die anders Begabten.«

Ich lachte laut auf. Anders begabt? Wenn Tourette als Krankheit bekannter wurde, dann durfte man vielleicht auch bald nicht mehr Tourette-Patient sagen, sondern nur noch: Menschen mit anderer Motorik. Oder: Menschen, die es nicht so meinen.

»Okay«, sagte ich. »Die Idee ist prinzipiell gut. Aber braucht man da nicht vorher ein Praktikum?« Ich hatte Angst vor dem Sprung ins kalte Wasser. »Und wo soll ich dann überhaupt wohnen? Ich kann doch von der Klinik nicht wie-der zurück nach Hause ziehen!«

Das war meine absolute Horrorvorstellung: wieder bei meiner Mutter oder meinem Vater einzuziehen und mich zu fühlen, als wäre gar nichts vorangekommen. Hilflos bei den Eltern zu stranden wie Marion. Hi, Mama, hi, Papa, hier ist euer Loser-Sohn. Studium hat leider nicht geklappt. Ich werde jetzt Bauer oder bewerbe mich bei 'ner Freak-Show.

Noch von der Klinik aus ging ich zum Bewerbungsgespräch bei einem Verein für Behindertenbetreuung, auf den mich Ludwig aufmerksam gemacht hatte. Eine Woche später konnte ich bereits als Praktikant anfangen. Dazu bewarb ich mich an einigen Hochschulen für den Studiengang »Soziale Arbeit«. Große Hoffnungen machte ich mir allerdings nicht, denn die meisten Hochschulen konnten kaum die Hälfte der Bewerber annehmen. Außerdem zog ich in die Gästewohnung von Ludwigs Pfarrhaus. In ein weiß gestrichenes Haus mit Giebeldach.

WG mit einem Pfarrer – klingt wie der Titel einer TV-Serie. Zuerst dachte ich, Ludwig würde die räumliche Nähe dazu nutzen, mich zu missionieren oder in den Gottesdienst mitzuschleifen. Aber er fragt nur ab und zu nach, ob ich an einem Sonntag mal Lust habe, mit in die Kirche zu kommen. Ich habe meistens keine Lust, und das ist überhaupt kein Problem für ihn. Gottesdienste interessieren mich nicht. Ich spreche zwar nach wie vor zu Gott, aber das ist eher eine Privatangelegenheit. Etwas, das nur mich angeht. Und natürlich Gott. Falls der Typ da oben überhaupt zuhört. Und die Gespräche mit Ludwig, in denen er zuhört, ohne zu moralisieren, sind mir inzwischen ohnehin viel wichtiger als seine Predigten.

Einmal hat Ludwig gesagt: »Du kannst mit deiner Krankheit übrigens auch einen Behindertenausweis beantragen.« Der Satz tat weh wie ein Nadelstich in die Stirn. Ich war zu perplex, um ernsthaft darauf antworten zu können. Ich lachte nur kurz auf, als hätte er einen Witz gemacht, und sagte: »Genau, und dann kann ich überall parken.« Seitdem habe ich das Thema verdrängt. Ludwig ist bis jetzt nicht wieder darauf zurückgekommen.

Zum Abschied hatten meine Mitpatienten aus der Klinik zusammengelegt und ein Poesiealbum gekauft. Das erinnerte mich zwar ein bisschen an meine Grundschulzeit, an kitschige oder lustig gemeinte Sprüche wie »Wohin du auch gehst, mein Herz ist bei dir« oder »Ich wünsch dir Glück, und zwar ein großes Stück!« oder »Werde glücklich, werde alt, bis die Welt zusammenknallt!«. Doch die Widmungen, Fotos und herausgesuchten Zitate rührten mich wirklich.

Bei Maria stand: »Hab dich supi dupi lieb!« Als ich das las, musste ich lachen. Die alte Meckertusse! Die konnte ja auch was Nettes sagen! Matthias hatte geschrieben: »Der beat bleibt tight, dein life ist real, und du bist du selbst! Arschfotze!« Auch das hatte er lieb gemeint. Rocky hatte einen kleinen Cartoonboxer hineingemalt. Außerdem meinte er: »Komm mal wieder vorbei. Wo du den Coolsten von allen finden kannst, weißt du ja. Adresse steht drin.«

Dr. Berg hat zwar nichts ins Poesiealbum geschrieben, die Übergabe des Abschiedsgeschenks aber mitbekommen. »Schön«, sagte er und zeigte auf das Büchlein. »Das ist gut. Denn wichtig ist nicht, was hier war, sondern was Sie von hier in den Alltag mitnehmen.«

Dieser Satz hing mir noch einige Tage im Ohr. Was hatte ich aus der Klinik mitgenommen?

Auf jeden Fall mehr als ein paar Packungen Medikamente, wie von meinem ersten Klinikaufenthalt. Ich weiß jetzt besser, wie meine Tics funktionieren. Ob sich ein bestimmter Tic meldet, hängt tatsächlich auch mit der Aufmerksamkeit zusammen, die er bekommt. Sagt mir jemand zum Beispiel, ich solle ihn auf keinen Fall als »Quatschkopf-Firlefanz« bezeichnen, würde mein Tourette vermutlich genau das tun, obwohl ich es als Schimpfwort normalerweise nie benutzen würde. Und dieser Tic ist dann in mir abgespeichert wie in einem Vokabelheft. Wenn sich niemand für das Wort »Quatschkopf-Firlefanz« interessiert, kann es sein, dass der Tic monatelang nicht mehr auftaucht. Doch wenn ich der Person, die auf keinen Fall so genannt werden will, plötzlich wieder begegne, wird er innerhalb von Millisekunden reaktiviert und verbalisiert sich auch sofort.

Manchmal stelle ich mir meine Tics auch wie eine Fußballmannschaft vor. Die Tics sind die einzelnen Spieler, und mein Tic-Repertoire ist die Mannschaft. Evergreens wie »Heil Hitler!«, »Fotze!«, »Schwuchtel!« oder einfache obszöne Gesten, die immer mit einem gewissen Maß an Aufmerksamkeit rechnen können, haben sich schon als Stammspieler bewährt. Sie können immer damit rechnen, von meinem Tourette-Trainer aufgestellt zu werden. Die anderen sitzen auf der Bank und langweilen sich. Aber im richtigen Moment werden sie eingewechselt, und dann treffen sie bei der einen Person, die es nicht hören will, ins Schwarze.

Leider ist die Ersatzbank viel voller und länger als beim Fußball.

»Der hat mich Schwuchtel genannt!«, schreit Georg aus vollem Hals. Er widmet meinen Tics leider viel zu viel Aufmerksamkeit, und dass er im Vergleich zu den anderen Mitgliedern der Wohngruppe geistig noch als »ziemlich fit« gilt, macht es nicht einfacher. Georg ist ein stiller Beobachter, und es kommt oft vor, dass ihm Dinge auffallen, die der Wahrnehmung von nichtbehinderten – oder sollte ich sagen: weniger behinderten – Menschen wie mir entgehen. Wenn ich beispielsweise meinen Schlüssel suche, taucht Georg oft zwei Minuten später stillschweigend mit dem Ding auf. Ebenso zuverlässig nimmt er leider auch meine Tics wahr, selbst wenn es sich nur um ein harmloses »Ha!« oder »Hu!« handelt.

Seine kleinen braunen Augen funkeln mich böse an. Er sieht fast wie ein Tollwütiger aus. Der Geruch von Erbrochenem zieht immer beißender in meine Nase. Irgendjemand hat hier auf den Boden gereihert. Wahrscheinlich Thomas, der Kleinste aus der Gruppe. Er trinkt gern Schokomilch, und zwar am liebsten so viel, dass es ihm irgendwann wieder hochkommt. Ich überlege, wie ich das Zeug möglichst schnell wegmachen und gleichzeitig Georg beruhigen kann.

»Der da«, ruft er wieder und stellt sich vor Elisabeth, eine Betreuerkollegin, die von dem Geschrei ebenfalls aufgewacht ist, »der sagt immer noch so komische Sachen.«

Unter den Betreuern der Behinderten bin ich der einzige Mann. Vielleicht ist das auch der Grund, warum Georg so auf mich fixiert ist. Er ist ohne Vater aufgewachsen und wurde zeitlebens hauptsächlich von Frauen betreut. Von seiner Mutter, seiner Schwester und den zahlreichen Frauen im sozialen Bereich. An Männer ist er nicht gewöhnt.

»Der da, der hat mich Schwuchtel genannt.«

»Sorry«, sage ich, ticce aber gleich noch mal: »Kleine Schwuchtel!«

»Der ist böse«, ruft Georg und sieht sich hilfesuchend um.

Ich hatte mir zwar fest vorgenommen, allen in der Wohngruppe unvoreingenommen und offen zu begegnen, aber bei Georg hat das aus irgendeinem Grund nicht geklappt. Es war Abneigung auf den ersten Blick.

Von Beginn an war dieser Mann eine Prüfung für mich. Ich sagte mir: Du musst mit dem klarkommen! Und ertappte mich gleichzeitig bei dem Gedanken: Wenn der nicht behindert wäre, dann wäre er bestimmt so ein richtiger Spießer. Obwohl ich wusste, dass er nichts dafür kann.

»Der ist doof, der macht immer ›Hu, hu‹«, meinte Georg schon nach den ersten Stunden meines Praktikums. Ich entschuldigte mich und versuchte, ihm zu erklären, dass ich nicht anders kann, dass ich quasi eingeschränkt bin, genau wie er, aber das machte ihn nur noch nervöser.

Genauso ging es natürlich meinen Tics. Gleich am ersten Tag ticcte ich immer wieder leise »Schwuchtel« in seine Richtung. Obwohl nichts an seinem Auftreten irgendwie in Richtung schwul geht. Aber die Tics müssen ja auch nichts mit der Wahrheit zu tun haben. »Schwuchtel« ist in meiner Tourette-Tic-Mannschaft einfach einer der wichtigsten Stammspieler. Männliche Gegner lassen sich von ihm meistens ganz schnell umdribbeln und verunsichern.

Ich bezweifle zwar, dass sich Georg unter einer Schwuchtel wirklich etwas vorstellen kann, aber er verstand sofort: Es war kein Kompliment.

Nicht nur, weil ich neu bin und Praktikant, sondern vor allem wegen meiner Tics scheint mich Georg nicht ganz für voll zu nehmen. Während manche Betreuer nur einmal streng gucken müssen, um ihn zu beruhigen, gelingt mir das manchmal überhaupt nicht. Dann bin ich jedes Mal kurz davor, an meiner generellen Eignung für die soziale Arbeit zu zweifeln.

Zwischen Georg und mir hat sich so etwas wie ein täglicher Machtkampf entwickelt. Wir schaukeln uns gegenseitig hoch. Ich mache ihn nervös, und er macht mich nervös. Und gleichzeitig weiß ich: Man darf sich als Betreuer nicht auf persönliche Animositäten einlassen. Das macht mich natürlich noch nervöser.

Mit Dr. Berg habe ich mehrfach darüber gesprochen, dass Tourette manchmal einen regelrechten Teufelskreis erzeugt. Mein Tic erwartet eine Reaktion, und wenn eine kommt, dann ist sie sofort der Grund für den nächsten Tic. Tic, Reaktion, Tic, Reaktion. Durchbrechen lässt sich das nur, wenn jemand meine Tics einfach ignoriert. Aber genau dazu ist Georg nicht in der Lage. Er kann nicht anders, und ich kann nicht anders. Zwei Verrückte machen sich gegenseitig verrückt.

Einmal bin ich mit der Wohngruppe zu Fuß ins Schwimmbad gegangen. Georg wollte auf keinen Fall hinter mir gehen. Obwohl er den Weg eigentlich gar nicht kannte.

»Heute führe ich!«, sagte er. »Ich führe, Olaf!« Elisabeth erklärte mir später, dass Georg als kleiner Junge Messdiener war und mit dem Kreuz vor allen anderen herschreiten durfte.

Ich ließ ihn vorgehen, aber an der nächsten Kreuzung blieb er stehen.

»Und, wohin geht's jetzt?«, fragte ich ruhig.

»Heute führe ich an!«

»Aber weißt du auch, wo es langgeht?«

»Ich führe!«

Es fiel mir schwer, Georg zu widersprechen. Aber ich war eben nicht nur mit ihm allein unterwegs. Sonja, Anfang fünfzig, verwuscheltes Haar, fragte schon seit einiger Zeit immer lauter: »Wo ist mein Liebling? Wo ist mein Liebling hin?« Sie wirkte auf mich wie eine verwirrte Hausfrau, und niemand wusste genau, wen sie mit »Liebling« eigentlich meinte. Aber sie suchte ihn ständig. Außerdem hatte ich Angst, dass Dirk, ein fünfzigjähriger Mann mit Glatze, jeden Moment weglaufen könnte. Dirk war im Prinzip pflegeleicht, er hatte nur diese komische Angewohnheit, plötzlich aus heiterem Himmel stiften zu gehen. Einmal hatte ich ihn zwei Straßen weiter in einer Imbissbude wiedergefunden, wo er, ohne Geld und viel zu schüchtern, vergeblich versucht hatte, einen Döner zu bestellen.

Also dachte ich mir: Mal gucken, wie Georg sich so schlägt, wenn ich ihn die Truppe führen lasse.

»Klar«, sagte ich. »Du kannst vorangehen. Du bist der Chef.«

»Ja. Ich führe an!«

»Okay, Commander. Aber wo geht's lang?« Georg sah mich einen Moment lang gehässig und ratlos zugleich an. »Dort lang!« Er zeigte nach rechts, obwohl es zum Schwimmbad eigentlich nach links ging, aber ich dachte mir: Soll er es doch selber herausfinden.

»Ich führe!«, wiederholte Georg und ging in die falsche Richtung vor. Wir trotteten unserem Commander hinterher wie die Lemminge und brauchten eine halbe Stunde länger als nötig.

Im Schwimmbad zog sich Georg kurz hinter dem Drehkreuz die Hose runter. Die Leute in der Schlange sahen sich verwundert um und fingen an zu lachen. Georg erstarrte. Im Schlüpfer stand er regungslos da und wusste nicht, was er tun sollte. Er kratzte sich heftig am Kopf. Die Leute lachten immer lauter. Am liebsten hätte ich die Gaffer mit Tomaten oder faulen Eiern beworfen, aber ich hatte natürlich keine dabei. Ich rannte zu Georg, zog ihm die Hose wieder hoch und führte ihn in Richtung Umkleide. In diesem Augenblick tat er mir leid. Er zitterte vor Aufregung, und auch ich war so nervös und verärgert, dass ich mehrmals »Arsch!« ticcte.

Anstatt sich zu bedanken, sah Georg mich nur missmutig an und sagte: »Du darfst das nicht sagen! Du bist blöd! Du bist böse!« Dann begann er sich mechanisch an den Unterarmen zu kratzen.

Ich schüttelte den Kopf und half ihm beim Umkleiden. Am meisten störte mich wahrscheinlich, dass er mich mit seinem Drang, sich selbst zu kratzen, vor allem an einen erinnerte: an mich selbst, wie ich mir im Badezimmer in Bochum in den Arm biss, bis es blutete.

Als ich schließlich mit Georg und den anderen auf der Liegewiese lag, konnte ich mir ein Grinsen nicht verkneifen. Keiner aus der Gruppe hatte einen auch nur halbwegs passenden oder modischen Badeanzug an. Sie sahen allesamt aus, als kämen sie geradewegs aus den Siebzigern. Sonjas roter, gerippter Badeanzug saß schief an ihrem Körper, und Dirk trug enge Boxershorts in den Farben Weiß und Blau. Doch dann fiel mir auf: Keinem von ihnen war das irgendwie peinlich. Es interessierte sie überhaupt nicht. Sie nahmen den modischen Unterschied zwischen sich selbst und dem Rest der Leute gar nicht wahr. Sonja fragte zwar immer wieder nach ihrem »Liebling«, lag ansonsten aber vergnügt in der Sonne. Und plötzlich fragte ich mich: Wenn die das können, sich nicht um die anderen kümmern, wieso kann ich das nicht eigentlich auch?

Abgesehen von meinen Schwierigkeiten mit Georg gefiel mir das Praktikum bald ziemlich gut. Ich hatte zwar kein Epiphanie-Erlebnis, bei dem mir in gleißendem Licht plötzlich klar wurde, dass soziale Arbeit nun endgültig das Richtige für mich war, doch ich freute mich am Morgen meistens auf die Arbeit. Ich war ziemlich schnell von der Ehrlichkeit und Direktheit der Leute in der Wohngruppe fasziniert. Wie Kinder sagen sie immer sofort, wenn ihnen etwas nicht gefällt. Sie drucksen nur selten herum, wie es »normale« Menschen so gerne tun. Und über einfache Dinge freuen sie sich echt und unmittelbar. Ein Becher Eis ist für sie wie ein Sechser im Lotto. Elisabeth sagt zu dem Thema immer nur: »Lächelst du einen unserer Bewohner an, dann lächelt er zurück, lächelst du einen ›gesunden‹ Menschen an, dann fragt er: Was grinst du so blöd?«

Das Beste an der Sache ist, dass der Umgang mit den Behinderten mein Tourette ein wenig leiser werden lässt. Einerseits habe ich während der Arbeit gar keine Zeit, allzu sehr auf meine Tics zu achten. Andererseits ist mein Tourette plötzlich nur noch wie ein kleines Kind unter vielen, um das ich mich zu kümmern habe. Denn die Menschen mit Behinderung sind im Prinzip nichts anderes: Kinder in erwachsenen Körpern. Dirk verschwindet immer mal wieder, Sonja sucht ständig ihren »Liebling«, und Thomas gießt literweise Schokomilch in sich hinein. Da ist mein Tourette, das ab und zu »Fotze!« oder »Heil Hitler!« ruft, einfach nur noch ein verrücktes Kind unter anderen.

Das Praktikum lässt mich spüren, dass es noch mehr im Leben gibt als nur meine Beziehung zu einer neurologisch-psychiatrischen Erkrankung. Mein Panzer aus Wut und Zynismus, den ich mir seit der Diagnose zugelegt habe, wird im Umgang mit den Behinderten endlich durchlässiger.

Besonders auf die Fahrt an die Nordsee, die gleichzeitig so etwas wie meine Praktikums-Abschlussfahrt werden soll, habe ich mich sehr gefreut. Auf der Hinfahrt im Bus war ich so euphorisch wie bei einer Klassenfahrt.

»Der nennt mich Schwuchtel! Elisabeth!«

»Ist ja gut, Georg«, sagt Elisabeth und hält den zitternden Georg an den Schultern fest. »Das hat Olaf bestimmt nicht so gemeint.«

»Nein«, bestätige ich, ticce aber noch mal: »Schwuchtel!«

»Der ist böse«, schreit Georg, »der sagt so komische Sachen.«

Inzwischen sieht mich auch Elisabeth etwas befremdet an. Ich habe zu Beginn meines Praktikums keine Inforunde veranstaltet, nach dem Motto: Hey, hört mal alle zu, ich habe Tourette. Ich habe lediglich den leitenden Betreuer der Wohngruppe aufgeklärt und mit ihm vereinbart, dass ich persönliche Gespräche mit den Bewohnern oder Betreuern führe, sobald sich jemand von meinen Tics gestört fühlt. Er seinerseits wollte die Betreuer informieren. Ich weiß nicht, was er Elisabeth, Nicola, Susanne und Amelie, meinen vier Kolleginnen auf der Freizeit, erzählt hat. Aber es ist offensichtlich, dass ihnen meine Tics auffallen und sie womöglich gerne mehr darüber wissen würden. Es hat sich allerdings einfach noch nicht die richtige Gelegenheit für ein Gespräch ergeben.

Nicola, die mir von den vieren am besten gefällt, guckt im Schlafanzug zur Tür herein und hält sich sofort die Nase zu. Sie hat gebräunte Haut und hellblonde Haare. Nicht die gefärbten, sondern die echten.

»Hey, was ist denn hier los? Und hat jemand von euch vielleicht Dirk gesehen?«

Obwohl ich es selbst nicht mehr hören kann, ticce ich noch einmal: »Schwuchtel!«

Gestern war mein Geburtstag, was ich allerdings vorher niemandem gesagt hatte. Tagsüber waren wir im Meerwasserbad schwimmen und haben »döppen« gespielt. So nennt Georg jedenfalls dieses Spiel, bei dem man im Wasser jemanden auf die Schulter nimmt, also quasi einen Turm bildet, und dann zwei andere, die ebenfalls einen Turm bilden, durch Ringen und Stoßen umzuwerfen versucht. Elisabeth nahm Thomas auf die Schultern, und Georg wollte unbedingt, dass ich ihn trug. Thomas gelang es dreimal hintereinander, Georg von mir herunterzustoßen, weshalb der ziemlich schnell die Geduld verlor.

»Hu!«, ticcte ich, und Georg rief: »Der ist blöd! Das liegt an dem!«

Einmal trat er mir aus Wut sogar gegen das Schienbein. Es tat nicht besonders weh, aber ich sah den beleidigten Georg und den feixenden Thomas und dachte: Na toll, an meinem Geburtstag tanzen mir Menschen mit Behinderung auf der Nase herum.

Doch später am Abend, als alle außer uns Betreuern schon im Bett lagen, kam Nicola zu mir und meinte, ich solle mal mitkommen und meine Badesachen nicht vergessen. Das Ferienhaus ist nämlich nicht nur sehr gemütlich eingerichtet, es hat sogar einen Pool. Dorthin folgte ich ihr, und schon von weitem sah ich, dass am Beckenrand Kerzen standen. Für den Bruchteil einer Sekunde spielte sich eine erotische Szene in meiner Phantasie ab. Nicola, die verführerisch in den Pool gleitet und im Kerzenlicht ihr Bikinioberteil abstreift. Aber da hörte ich schon: »Happy Birthday!«

Neben Nicola standen Amelie, Susanne und Elisabeth. Sie hatten mir einen Geburtstagskuchen gebacken und sangen mir ein ziemlich schiefes Ständchen. Ich war gerührt.

»Woher habt ihr denn das gewusst?«

»Wir haben eben unsere Informanten«, sagte Elisabeth.

Kaum hatte ich den ersten Bissen Schokoladenkuchen im Mund, ertönte ein Knall. Nicola hatte eine Sektflasche in der Hand und ließ den Korken in die Luft fliegen. »Jetzt wollen wir aber mal feiern!«, rief sie und schenkte uns ein.

Später zogen alle vier wie auf Kommando ihre Klamotten aus. Darunter trugen sie bereits ihre Bikinis. Kein Vergleich mit den Modellen der Behinderten.

Lachend stiegen sie in den Pool, und Elisabeth rief: »Olaf, komm doch auch rein!«

»Brauchst keine Angst zu haben«, sagte Nicola. Die ganze Szene hatte etwas Surreales. Wollten die mich verarschen? War hier irgendwo eine Kamera aufgebaut?

Ich verschluckte mich an Schokoladenkuchen und Sekt, prustete kurz und stieg schließlich auch ins Wasser. Elisabeth und Nicola lehnten dicht nebeneinander am Beckenrand, und ich hätte mich wahrscheinlich nicht mal gewundert, wenn sie sich plötzlich geküsst hätten, so unwirklich wirkte das Ganze immer noch auf mich.

»Wollen wir döppen?«, fragte Elisabeth, und schon war Nicola auf meinen Schultern.

Sie hatte Susanne gerade von Amelies Schultern ins Wasser gestoßen, als ich plötzlich »Fotze!« ticcte. Nicht besonders laut, aber deutlich für alle hörbar. Statt der peinlichen Stille, die ich erwartet hatte, grinste mich Elisabeth nur an. Dann rief sie Nicola lachend zu: »Wow, hast du das gehört? Der Olaf, der ist mir aber einer.«

»Wie meinst du denn das?«, sagte Nicola und kniff mir unter Wasser in den Bauch. »Olaf, jetzt sei nicht so schüchtern.«

»Jetzt ist der Olaf ganz allein mit uns Frauen«, sagte Elisabeth nachdenklich.

»Der kleine Praktikant. Wo soll das bloß enden?« Nicola sah mich herausfordernd an.

»Als Praktikant muss er tun, was wir sagen«, gab Susanne zu bedenken. Elisabeth räkelte sich am Beckenrand. Nicola spritzte mit einer Hand Wasser in meine Richtung. »Na los, Olaf!«, rief Elisabeth. »Sag's noch mal!«

Doch der Tic war plötzlich weg.

»Los«, sagte Nicola.

Ich sah sie unentschlossen an und fuhr mir mit den Fingern durch das nasse Haar.

Da sagte sie plötzlich: »Olaf, du geile Sau!« Im Kerzenlicht und mit Wassertropfen im Gesicht sah sie noch schöner aus. Ich war verwirrt und wollte sie gleichzeitig nicht enttäuschen.

»Fotze«, sagte ich, ohne Tic, absichtsvoll, aber viel zögerlicher und etwas unbeholfen. Das Wort fühlte sich auf einmal vulgär, unpassend und peinlich an, und dieses Gefühl schien sich auch auf die vier Frauen zu übertragen. Nicola lachte künstlich auf. Eine unangenehme Stille lag ein paar Sekunden lang über dem Wasser.

»Wollen wir noch mal döppen?«, fragte Elisabeth.

Nicola stieg wieder auf meine Schultern. »Georg war viel schwerer als du«, sagte ich.

Wir tranken noch ungefähr drei Flaschen Sekt, aber die surreal-vulgäre Stimmung war endgültig verflogen. Auf meine Tics kam keiner mehr zurück, nur meine Verwirrung blieb. Ich ticcte noch mehrmals »Ha!« oder »Hu!«, aber nicht noch mal »Fotze«.

Auf der Matratze hinter dem Sofa verbarrikadiert, denke ich nach. Ob sich Nicola tatsächlich von meinen Tics angezogen gefühlt hat? Vielleicht finden ja gar nicht alle Frauen Tourette abtörnend. Vielleicht ist es am Ende gar nicht so schlimm und eher förderlich als hinderlich?

»*Sag ich doch die ganze Zeit. Du solltest mir dankbar sein.*«

»*Blödsinn. Das Ganze klingt für mich eher nach positiver Diskriminierung. Ich hab das ja nicht extra gesagt.*«

»*Wirklich nicht? Komm schon, gib's zu. Du willst doch so sein, wie ich bin. Genauso ehrlich und cool.*«

Ich muss an Stefanie, meine Freundin aus Bochum, denken. Ihr war mein Tourette immer egal, sie hat immer versucht, nur den Menschen dahinter zu sehen.

Damals dachte ich: Ein Glück, dass sie sich *trotz* meines Tourettes für mich interessiert. Aber ich wäre nie auf die Idee gekommen, dass Frauen sich gerade vielleicht *wegen* dieser seltsamen, irgendwie unfreiwillig komischen Krankheit für mich interessieren könnten.

Leider hat es mit Stefanie nicht geklappt. Irgendwann saßen wir in einem Café, schwiegen uns an und wussten beide, dass es zu Ende war. Ich konnte nicht mal genau sagen, wieso. Sie hatte mir Kraft gegeben, sie war in Bochum sogar mein Rettungsring gewesen, aber als Fernbeziehung funktionierte es nicht mehr.

Ich versuchte, ihr das zu erklären, überhaupt etwas zu erklären, obwohl ich es selbst nicht verstand. Sie sah mich nur traurig an, stand irgendwann auf, gab mir einen Kuss auf die Stirn und ging. Als sie weg war, ticcte ich: »Heil Hitler!«, und bestellte noch einen Kaffee. Seitdem haben wir nicht mehr miteinander gesprochen.

Ich renne ins Bad, schnappe mir den nächstbesten Lappen, laufe zurück ins Wohnzimmer und wische das Erbrochene auf, während ich angestrengt durch den Mund atme. Unter meinen Füßen knirscht der Sand, denn kaum einer aus der Gruppe macht sich die Mühe, nach dem Strandbesuch seine Füße zu säubern. Erst als ich den Lappen wieder zurück ins Badezimmer bringe und auswasche, fällt mir auf, dass Dirk unter dem Waschbecken liegt und es wie einen Sternenhimmel von unten betrachtet.

»So, Leute«, sage ich ziemlich laut, als ich zurück ins Wohnzimmer komme. »Wie Georg schon richtig gesagt hat, gehe ich jetzt erst mal für alle Brötchen holen.«

»Klar«, entgegnet Elisabeth scherzhaft, »du bist ja schließlich der Praktikant. Vierzig Stück bitte, wie immer.«

Draußen schlägt mir lauwarme, aber frische Morgenluft entgegen. Die Landschaft an der Nordsee ist wirklich traumhaft. Sanfte Dünen, schmale Streifen Wald und Wiesen dazwischen. Das Wasser ist zwar nicht azurblau, aber raue, wilde Gischt gefällt mir ohnehin viel besser als so eine Postkartenidylle. Ich schwinge mich auf das Leihfahrrad und strampele gegen leichten Wind zum einzigen Bäcker im Ort.

Obwohl es noch recht früh ist, sind schon ein paar Einheimische unterwegs. Einsame Jogger und alte Leute mit ihren Hunden.

Der Bäcker im Ort hat das Brötchenmonopol. Dementsprechend hoch sind auch seine Preise. Vor dem Eingang hat sich eine lange Schlange gebildet. Ich kaufe zehn süße Milchbrötchen und dreißig Vollkornbrötchen. Als ich die Bäckerei verlasse, ist die Kreuzung bereits viel belebter. Ganze Schulklassen sind auf Fahrrädern unterwegs und radeln an mir vorbei. Ich lege die Brötchentüte in den Fahrradkorb und will aufsteigen.

»Ha!«, ticce ich unerwartet laut in Richtung der Kinder.

»*Tja, man muss schließlich den Straßenlärm und den fehlenden Widerhall im Freien in die Lautstärkekalkulation mit einbeziehen, stimmt's?*«

»Ja, hallo? Geht's noch?«, ruft mir einer der begleitenden Lehrer vom Fahrrad aus zu. »Muss das unbedingt vor den Kindern sein, Sie Scherzbold?«

Ich überlege, etwas Passendes zu erwidern, aber das ist mir jetzt alles zu viel. Da hinten kommt schon die nächste Schulklasse. Ich habe keine Lust, mich zu rechtfertigen. Also lasse ich die Brötchen im Fahrradkorb und laufe fluchtartig durch ein kleines Waldstück in Richtung Meer. Ich steige eine mit Riedgras bewachsene Düne hinauf und sehe plötzlich das Wasser vor mir. Ich fülle meine Lunge mit salziger Luft. Das Rauschen der Wellen beruhigt mich augenblicklich. Auf dem noch kalten Sand lasse ich mich nieder.

Ist Sozialarbeiter am Ende doch nicht das Richtige für mich? Ist das alles nur wieder eine Illusion?

Während ich überlege, ticce ich weiter »Hu!« und »Ha!«.

»Hoam Sie des Zittern?«, reißt mich eine Stimme plötzlich aus den Gedanken. Wieder will ich spontan etwas Scharfes erwidern und drehe mich ruckartig um. Ich bin kurz davor, meine Wut herauszuschreien, aber vor mir steht nur eine harmlose alte Frau, die aussieht wie eine liebevolle Künstleromi. Sie betrachtet mich schmunzelnd.

»Das ist nur 'ne Krankheit«, sage ich. »Nichts Wildes.«

»Ach so, na ja. Man lernt doch nie aus«, entgegnet sie belustigt und zieht weiter.

Ich schüttele den Kopf. Ist das jetzt also richtig mit der Sozialarbeit? Bin ich mit Tourette dem Stress und den Belastungen gewachsen, die so ein Job mit sich bringt? Ich komme zu keinem Schluss. Hilft alles nichts, fällt mir schließlich ein. Ich kann es nur herausfinden, wenn ich es ausprobiere. Die Gruppe hat außerdem Hunger, und ich kann nicht ewig auf dieser Düne sitzen.

Als ich wieder aufs Fahrrad steige, liegen die Brötchen glücklicherweise noch unberührt in dem Fahrradkorb.

Thomas umrundet den gedeckten Frühstückstisch mit niedlichen Watschelschritten. Er legt jedem ein Vollkornbrötchen auf den Teller und quiekt, wenn jemand doch lieber nach einem der süßen Milchbrötchen in seinem Korb greift. Auf dem Tisch steht reichlich Konfitüre, Marshmallow-Creme und Käse.

Als Georg an die Reihe kommt, ist kein Milchbrötchen mehr da. Damit hat er nicht gerechnet. Er sieht sich hilflos um, und sein Mittelfinger zuckt bedrohlich Richtung Mund. Er sieht mich an, und wieder einmal zeigt sich sein feines Gespür für Stimmungen. Ich bin mir sicher, dass er merkt, wie gestresst ich heute Morgen bin. Dieses Wissen macht es aber für ihn nur noch schwerer. Kein Milchbrötchen mehr da, und der einzige männliche Betreuer ist gestresst. Das ist der Stoff, aus dem seine Alpträume sind.

»Soll sich mal nicht so aufregen! Der hat doch selbst ein Gehirn wie ein Milchbrötchen!«

Ich konzentriere mich auf mein Vollkornbrötchen, als ich ein leises »Fotze« von mir gebe. Alle am Tisch essen weiter, ohne mich zu beachten.

»Thomas«, höre ich Elisabeth sagen, »Nutella gehört aufs Brötchen und nicht auf den Pulli ...«

»Fotze!«, ticce ich lauter. Mein Kopf schüttelt sich kurz. Noch immer reagiert niemand.

»Georg, die Vollkornbrötchen sind auch lecker. Nächstes Mal kauft Olaf ein Milchbrötchen mehr.«

»FOTZE!«, brülle ich. Elisabeth sieht mich an und zieht die Stirn kraus. Alle sehen mich plötzlich an, und alle sind irgendwie überfordert. Die Menschen mit Behinderung ebenso wie die Betreuerinnen. Elisabeth wedelt mit den Armen.

»FOTZE!«, ticce ich mehrmals, während ich langsam aufstehe und nur noch abhauen will. Ich weiß überhaupt nicht mehr, wie ich aus dieser Situation herauskommen soll.

Da steht Georg auf, ausgerechnet Georg, und stellt sich vor mich. Er umarmt mich etwas unbeholfen und sagt: »Du bist nicht böse, du kannst nichts dafür, ich hab dich lieb.«

Dieser eine Satz. Von einem Menschen, der als behindert und unfähig gilt und der mir in den letzten Wochen mächtig auf den Zeiger gegangen ist. Dieser eine Satz enthält für mich in diesem Moment mehr ehrliches Mitgefühl als alle Ermutigungsbekundungen der letzten Monate zusammen. Ich drücke Georg in seinem Pullunder und bin den Tränen nahe. Mit einem Mal fällt der Stress von mir ab. Georg kann nicht anders. Ich kann nicht anders. So ist es halt. Und dann ist es auch irgendwie egal.

Später, als es schon heiß ist, gehe ich joggen. Ich laufe die Hauptstraße entlang und biege dann rechts in einen Feldweg ein, der zum Strand führt. Ich spüre ein angenehmes Prickeln, als ich das Meer erreiche.

Eine Welle überrascht mich, und schon sind meine Schuhe nass. Ohne sie auszuziehen, renne ich ins Wasser und werfe mich gegen die nächste Welle. Tropfend laufe ich weiter.

Wieso, frage ich mich, braucht es eigentlich einen Behinderten, um etwas ganz Normales zu tun? Wie viel Überwindung muss Georg diese kleine Liebeserklärung gekostet haben? Und wieso fällt es den »normalen« Menschen so schwer, über ihren eigenen Schatten zu springen? Sind vielleicht gerade diejenigen, die sich für normal halten, am Ende die Behinderten?

In Gedanken versunken, laufe ich an Sandburgen und spielenden Kindern vorbei. Die Sonne brennt mir auf den Rücken und trocknet mein T-Shirt. Beim Bademeisterhaus weht eine rote Fahne knatternd im Wind. Kindergeschrei, Hundegebell und Meeresrauschen vermischen sich zum typischen Strandurlaubssound.

Irgendwann halte ich an und lasse mich keuchend in den Sand fallen. Ich krame mein Handy aus dem Rucksack. Drei Anrufe in Abwesenheit. Alle von Ludwig. Oje, das muss etwas Wichtiges sein. Hoffentlich nichts Schlimmes.

Ich wähle sofort seine Nummer. Es vergehen einige quälend lange Sekunden, bevor er endlich abnimmt.

»Hallo, Olaf«, sagt er direkt. »Du hast eine Zusage.«

»Hallo, wie? Zusage?«

»Zum Studium. Ich habe mir erlaubt, schon mal die Post aufzumachen, weil ich mir dachte, dass du sofort Bescheid wissen willst.«

»Ja, stimmt alles. Aber wer hat denn zugesagt?«

»Die Katholische Hochschule in Paderborn.«

Laut Wettervorhersage herrscht draußen Schneechaos, aber durchs Fenster sehe ich nur ein unberührtes Zuckergussfeld und weiche Flocken, die senkrecht herunterschweben. Der Zug steht seit einer halben Stunde auf freier Strecke und bewegt sich nicht. Im Abteil frühstücken zwei abgehalfterte Typen Bier. Sie unterhalten sich mit gedämpfter Stimme, als würden sie einen Überfall planen.

Früher hätten mich die beiden verrückt gemacht. Ich hätte in ihnen eine Bedrohung gesehen, sie die ganze Fahrt über beobachtet und ständig Angst gehabt, sie könnten bei meinem ersten Tic ausrasten und mich zusammenschlagen.

Doch mittlerweile hat sich einiges verändert. Ich wohne seit zwei Jahren in Paderborn, in einem Zwölf-Quadratmeter-Zimmer nicht weit von der Hochschule entfernt. Wenn ich nicht gerade einen Schub akuter Tics habe und eine Auszeit brauche, komme ich inzwischen gut ohne die Klinik zurecht. Und ich habe sogar einen Job: als Bierkistenträger in einer Studentenkneipe mit Dancefloor. Meistens wird dort Alternative, Rock oder Hip-Hop aufgelegt. Die Räume sind klein, aber es gibt einen Raucherraum und günstiges Bier – was will man mehr? Ich gehe selber gerne dorthin, also habe ich irgendwann den Chef gefragt, ob er noch Hilfe braucht. Und siehe da: In der nächsten Woche konnte ich anfangen.

Das Problem an dem Laden ist, dass der Weg von der Theke zum Lagerraum mit den Kühlschränken für den Bier-nachschub direkt über die Tanzfläche führt. Meine Aufgabe besteht also vor allem darin, mit einem leeren Bierkasten zwischen den Leuten herumzulaufen und leere Flaschen einzusammeln und dann aus dem Kühlraum so viel neues Bier zu holen, wie ich tragen kann. Am besten zwei oder drei Kisten auf einmal. Vor allem betrunkene Gäste versuchen oft, sich eine Flasche direkt aus dem vollen Kasten zu an-geln. Sie denken anscheinend, vor ihnen wäre noch nie je-mand auf eine dermaßen krasse Idee gekommen, und so er-gibt sich immer wieder der gleiche Dialog:

»Gibt's heute Freibier? Yeah!«

»Komm, Alter. Zurück in die Kiste damit. Ist nicht wit-zig.«

»Was? Ich kann dich nicht verstehen! Prost!«

»Alter, her damit! Ich muss weiter, und das wird noch ein langer Abend!«

»Die Mucke ist so laut!«

»Tu das Scheißbier einfach wieder zurück! LUTSCHER!«

Gestern war der Laden gerammelt voll. »Jein« lief gefühl-te tausendmal, ich drängte mich durch die schwitzenden Leute und balancierte volle Bierkästen über die Köpfe. Den ganzen Abend ticcte ich fast gar nicht, was einerseits mit der lauten Musik und dem allgemeinen Gezappel zu tun hatte, in dem die Tics sowieso untergegangen wären, andererseits mit den Mitarbeitern, die sich überhaupt nicht daran stör-ten.

Ich hatte so viel zu tun, dass ich gar nicht merkte, wie die Zeit verging. Plötzlich sah ich auf mein Handy, und es war halb fünf.

»Mach Feierabend«, sagte mein Chef hinterm Tresen, »den Rest packe ich auch alleine. Die Kühlschränke sind ja voll.«

Gott sei Dank, dachte ich, stützte mich am Tresen ab,

wischte mir den Schweiß von der Stirn und massierte meine Oberarme. Verdammte Schlepperei.

»Na? Kaputt?«, hörte ich auf einmal eine weibliche Stimme.

Ich sah mich verwundert um. Vor mir stand eine attraktive junge Frau im kleinen Schwarzen. Ihr rundes Gesicht war vom Tanzen gerötet. Ihre braunen Locken waren schweißnass. Irgendwie sah sie aus, als hätte sie noch vor fünf Minuten Sex gehabt. Einen Moment lang gaffte ich sie nur an.

»Also ... ja«, lachte ich schließlich gekünstelt, »geht eigentlich so. War schon anstrengend, aber wann ist es hier mal nicht voll?«

Sie lächelte.

»Hi, ich bin Olaf«, sagte ich und streckte ihr die Hand entgegen.

»Ich bin Susanna.« Wir sahen uns einen Moment lang unschlüssig an. »Muss ganz schön nervig sein, sich immer durch die Leute zu wühlen.«

»Stimmt.«

»Kriegst du da keine blauen Flecken?«

»Na ja. Aber manche Leute halten mich für 'ne wandelnde Freibierstation. Das nervt schon. Trinken wir noch eins zusammen?«

»Gern.«

Obwohl oder weil es schon so spät war, unterhielten wir uns eine ganze Weile. Richtig nett. Und zwar: *richtig* nett. Sie war nicht nur attraktiv, sondern genauso sympathisch und interessant. Meine Tics meldeten sich kaum, und wenn doch, wurden sie von der lauten Musik mühelos übertönt. Ich lehnte mich gegen den Tresen, wir tranken, und Susanna lachte mich an.

Sie schien wirklich in Ordnung zu sein. Gleichzeitig wusste ich nicht genau, was ich von der Sache halten sollte. Die Beziehung zwischen mir, meinem Tourette und den

Frauen hat in der kleinen Stadt Paderborn nämlich eine etwas seltsame Entwicklung genommen. An der Hochschule hatte sich meine Krankheit schnell herumgesprochen. Einige Kommilitonen hatten gehört, dass ich mal im Fernsehen war und so weiter. So kam eins zum anderen, und meine Angst, die Frauen könnten in mir nur noch den zuckenden, schimpfenden Affen sehen, der sie aus heiterem Himmel beleidigt, verkehrte sich eher ins Gegenteil. Das heißt, manche sehen in mir genau das: einen schimpfenden, wenn auch menschlich aussehenden Affen. Aber so paradox es klingt: Genau das gefällt ihnen. Viele Menschen fahren auf meine Krankheit ab. Oftmals sind die Leute total interessiert und fragen, wie das ist mit Tourette, wie sich das anfühlt, und imitieren meine Tics, als wären es Witze. Vor allem die Frauen scheint Tourette nicht abzuschrecken, und so habe ich immer eine interessante Geschichte zu erzählen, die das Eis bricht. Ab und zu kokettiere ich sogar mit meiner Krankheit. Ich sage: »Gruselst du dich gar nicht vor meinen Tics?« Und manche Damen werden dann regelrecht anschmiegsam.

»Sag ich doch! Ich bin geil! Du solltest mir endlich mal dankbar sein!«

Ich lasse auf Partys selten etwas anbrennen und mache aus meiner Krankheit kein Hehl mehr. Entsprechend stehe ich meist im Zentrum der Aufmerksamkeit, sobald ich irgendwo auftauche. Und ich denke: Warum denn nicht? Mir doch egal, aus welchem Grund die Leute mir so begeistert zuhören und die Frauen mich ansprechen. Ich lasse es einfach geschehen.

Doch der Morgen danach, wenn ich den Abend Revue passieren lasse, fühlt sich oft genug schal an. Ich komme mir manchmal regelrecht vor wie in einer Dreiecksbeziehung – mit meinem Tourette als dem attraktiveren Nebenbuhler. Oder wie eine Zirkusattraktion. Vielleicht denken sich manche der Frauen vorher: Wenn der schon auf der Tanzfläche so ausflippt, dann dreht er im Bett bestimmt so richtig auf. Oder sie wollen später wie bei *Sex and the City* mit ihren Freundinnen über die letzte Nacht plaudern und richtig auftrumpfen:

»Meiner hat gerammelt wie ein Karnickel!«

»Meiner ist auf mir eingeschnarcht! Und wie war's bei dir?«

»Haltet euch fest: Meiner hatte Tourette! War das vielleicht crazy!«

Natürlich genieße ich die Aufmerksamkeit, trotzdem geistern Fragen in meinem Kopf herum: Interessieren sie sich für mich, weil sie insgeheim doch Mitleid haben? Bediene ich ihren Voyeurismus? Wollen die Leute sich ihre eigene Toleranz beweisen?

Beim dritten Bier gestand Susanna: »Ich wusste übrigens schon, dass du Olaf heißt.«

»Und woher?«

»Man kennt dich hier einfach …«

»Weil ich so viele Bierkästen schleppen kann?«

»Nee. Weil du Tourette hast. Ist ja nicht gerade alltäglich. Und jetzt erzähl doch mal. Wie ist das so mit Tourette? Wie fühlt sich das an?«

Für einen Augenblick fühlte ich mich noch müder, als ich ohnehin schon war. Aber ich fand Susanna deshalb nicht weniger sympathisch. Außerdem konnte ich meine Geschichte inzwischen auch im Schlaf herunterrattern. Ich erzählte von der Diagnose, der Ärzte-Odyssee und den Medikamenten.

»Haloperidol«, sagte ich und machte den wackelnden Doktor nach. Nick, nick. Nick, nick.

Susanna nickte als Antwort aus Versehen selbst und musste lachen. Ich erzählte von den Kliniken und dem Versuch des Priesters, mir den Teufel auszutreiben.

»›The devil is no more‹, hat der geschrien«, imitierte ich ihn und zuckte dabei wie im Wahn.

»Ach, Teufelsaustreibung, das kann ich auch«, entgegnete sie.

»Wirklich? Das ist doch totaler Schwach...«

Da nahm sie meinen Kopf, legte mir einen Finger auf den Mund und küsste mich. Einfach so. Wie auf Autopilot flüsterte ich ihr nach einer Weile ins Ohr: »Willst du noch zu mir einen Kaffee trinken?«

Sie fing an zu lachen. »So, so. Um diese Zeit willst du noch Kaffee trinken?«

»Na ja.« Ich grinste. Der Spruch war wirklich abgedroschen. Außerdem fiel mir auf, dass ich nach der langen Schicht eigentlich lieber schlafen wollte. Allein. In meinen eigenen vier Wänden. Mir klappten schon fast die Augen zu.

»Wir können gern mal richtig einen Kaffee trinken. Am Nachmittag.« Sie küsste mich noch einmal, und als ich die Augen wieder öffnete, sah ich sie in Richtung Ausgang gehen. Ihre Hüften wiegten sich bei jedem Schritt.

Ich lehnte mich gegen den Tresen und machte die Augen zu. Die ist cool, dachte ich. Irgendwie anders. Ich mochte es, wie sie mich einfach geküsst hatte. Es hatte etwas Souveränes. Und Verruchtes. Normalerweise warteten die Frauen darauf, dass ich die Initiative ergriff. Plötzlich merkte ich: Ich hatte ja nicht mal ihre Nummer. Wie sollte ich sie erreichen? So klein ist Paderborn auch wieder nicht. Ich rannte hinaus auf die Straße, rief ein paarmal »Susanna«, und ticcte dazu: »Heil Hitler.«

Endlich setzt sich der Zug wieder in Bewegung. Ich überlege, ob ich offensiver hätte sein sollen und sie direkt nach ihrer Nummer fragen. Oder hatte sie sich womöglich nur einen Scherz mit mir erlaubt? Wollte sie vielleicht nur mal diesen Tourette-Typen küssen?

Auch wenn viele Frauen meine Krankheit interessant finden – für Männer, denen ich in der Öffentlichkeit begegne, gilt das leider nicht zwangsläufig. Am besten komme ich da noch weg, wenn sie mich einfach nicht verstehen.

Vor kurzem saß ich in einem Café, und der Mann am Nebentisch war ziemlich dick. Für mein Tourette war das Grund genug, ihn mit einem halblauten »Fette Sau!« anzuticcen. Der Mann sah mich ein wenig irritiert an, wandte sich dann aber wieder seinem Kaffee zu. Um weitere Komplikationen zu vermeiden, ging ich kurz zu ihm hinüber.

»Entschuldigung, ich habe das Tourette-Syn...«

»Meine Doisch iss seh schlech ...« Er lächelte freundlich. War das ein französischer Akzent?

»Oh«, versuchte ich, »do you speak English?«

»Yes, yes.« Er nickte und hörte nicht auf zu lächeln.

»Well, I suffer from a rare disease called Tourette and it forces me ...« Er lächelte, verstand aber offenbar nichts.

»Tja«, sagte ich. »Das bringt wohl nichts.«

»Entschüldigung.« Er zuckte mit den Schultern und lächelte weiter.

Erleichtert setzte ich mich zurück an meinen Tisch. Die Beleidigung hatte er wohl genauso wenig verstanden. Zum Glück kann mein Tourette kein Französisch. Vielleicht, überlegte ich, sollte ich in ein Land auswandern, in dem alle bei meinen Beleidigungen nur Bahnhof verstehen.

Leider hielt mein Glück nicht lange an.

»HEIL HITLER LALALALA!«, ticcte ich eine Viertelstunde später in voller Lautstärke. Der Franzose hatte inzwischen gezahlt und war gegangen. Wieso ich zu dem politisch unkorrekten Gruß neuerdings »Lalala« sang, wusste ich auch nicht. Es hatte sich irgendwann einfach dazugeschlichen.

Im Café wurde es schlagartig still. »HEIL HITLER!!!«, rief ich noch einmal.

Ein stämmiger Mittvierziger, den mein Tourette von Anfang an als mögliche Aufmerksamkeitsquelle registriert hatte, stand abrupt auf und schien zuerst seinen Ohren nicht zu trauen. Dann kam er an meinen Tisch gelaufen, als wäre in meinem Glas ein Feuer ausgebrochen.

»Willst du 'ne Anzeige, oder was? Hör auf mit der rechten Scheiße«, sagte er betont gedämpft, damit ihn nicht das ganze Café hören konnte. Er schüttelte zweimal fassungslos den Kopf und wandte sich dann wieder um.

Leider war mein Tourette mit ihm noch nicht fertig.

»Heil Hitler! Heil Hitler«, rief ich in seine Richtung. Und dann, noch lauter: »HEIL HITLER, SCHWANZLUTSCHER!!!«

»Sag mal, bist du taub?«

»Hey, pass mal auf: Ich habe Tourette, okay? Ich kann nichts dafür, wenn ich ›Heil Hitler‹ sage. Das ist eine Krankheit.«

»Lass die rechte Scheiße. Echt. Sonst rufe ich die Polizei.«

»Hast du mir nicht zugehört? Ich habe Tourette. Kennst du das nicht, oder was?«

»Tourette-Syndrom. Klar kenn ich das. Kennt doch jeder.«

»Also.«

»Aber die sagen ›Ficken‹ und nicht ›Heil Hitler‹.«

»Ach so, du kennst dich da aus, ja?« Inzwischen war ich richtig in Fahrt.

»Du bist 'n kleiner Nazi! Du hast kein Tourette!«

»Soll ich mit 'nem Attest rumlaufen, oder was?«

»Du Scheißnazi.« Er schob seinen ausgestreckten Zeigefinger bis ein paar Zentimeter vor mein Gesicht. »Solche Typen wie dich können wir hier nicht brauchen.« Damit schien das Urteil für ihn gesprochen, und er wandte sich ab.

»Dann ruf doch die Bullen«, rief ich ihm hinterher, »du Experte! Das wird ein Fest! Und übrigens: Ficken sag ich selten!«

Ich lehnte mich auf meinem Stuhl zurück und spürte mein Herz von innen gegen die Brust wummern. Ich atmete tief durch. Sagte nichts mehr. Ticcte auch nichts mehr. Als hätte sich das Tourette an diesem kurzfristigen Übermaß an Aufmerksamkeit bereits satt gefressen.

Aber die Ruhe trog. Ich war noch immer voller Adrenalin. Unauffällig legte ich mein Handy und mein Portemonnaie beiseite und ließ alle Bedenken fahren. Egal, ob ich körperlich unterlegen war, egal, ob gleich die Polizei auftauchen würde – dieser Typ hatte mich als Nazi beschimpft, und dafür sollte er bezahlen. Ich wollte Rache. Nicht nur für den Scheißnazi. Vielleicht für alles, was mir wegen Tourette bereits passiert war.

Ich ging allerdings nicht direkt zum Angriff über, sondern schaltete noch eine kleine Bedingung davor. Wenn er noch einmal das Wort an mich richtet, sagte ich mir, dann hat er Pech gehabt und wird meine geballte Rache abkriegen.

Der Mann stand auf, mit dem Rücken zu mir.

»Heil Hitler!«, ticcte ich, aber diesmal in einem Tonfall, als würde ich mit den Worten eine Katze streicheln. »Heil Hihitler!«

»Eskalation! JAA! Stress! Geil! Bitte, Olaf!«

Sekundenlang hörte ich nur mein eigenes Herz schlagen. Doch der Mann sagte nichts mehr, drehte sich nicht einmal mehr um. Er ging einfach weg und ließ mich verwirrt zurück.

Der Vorfall ist schon ein paar Wochen her, aber auch jetzt im Zug ist er mir noch unheimlich. Ich bin in dem Moment einer Grenze gefährlich nahe gekommen. Ich hätte fast die Kontrolle verloren. Das war nicht gut. Das hätte ernsthafte Schwic rigkeiten nach sich ziehen können.

Ich starre aus dem Fenster in den Schnee und habe die Faust geballt, ohne es zu merken. Wie konnte ich bloß wegen so einer Sache eine Anzeige wegen Körperverletzung riskieren?

Ich bin auf dem Weg in mein Heimatdorf. In dem Vierer-platz direkt links von mir sitzen inzwischen zwei stiernacki-ge Fußballfans. Ich spüre, dass sie mich erwartungsvoll mus-tern.

»Kann ich was für euch tun?«, frage ich einen von ihnen. Er hat einen vergilbten Schnauzbart, und seine Jeansjacke stinkt nach Qualm.

»Kann ich die Flasche haben?«, fragt er und hustet mitlei-derregend.

»Welche Flasche?«

»Die da«, sagt er und schaut an mir vorbei. Aus dem klei-nen Müllfach ragt eine kleine PET-Flasche.

»Klar, kein Ding«, erwidere ich, reiche sie ihm rüber und erkläre: »Ähm. Ich habe übrigens das Tourette-Syndrom. Nur so. Also, wenn ich so komisches Zeug rede oder unver-ständliche Laute mache, dann ist das nicht böse gemeint.«

Der Mann grinst. »Nicht schlimm. Komisches Zeug re-den? Das machen die Politiker doch den ganzen Tag.«

Jetzt muss ich auch grinsen. Schlagfertigkeit hätte ich ihm gar nicht zugetraut.

Die beiden Vagabunden steigen an der nächsten Station aus und trotten an meinem Fenster vorbei, ohne mich eines weiteren Blickes zu würdigen. Inzwischen bin ich für jede gelassene Reaktion auf meine Krankheit dankbar.

Neben der interessierten, der gelassenen und der aggressiven Variante gibt es noch eine weitere typische Reaktion. Die schlimmste von allen: stummes Verletztsein.

Wegen Tourette bin ich gezwungen, die Menschen um mich herum genau zu beobachten, um etwaige Reaktionen einschätzen zu können. Deshalb nehme ich andererseits aber auch die Verletzungen besonders intensiv wahr, die ich Menschen manchmal zufüge.

In der Nähe meiner Mutter wohnt beispielsweise eine

junge Frau mit einer starken Gehbehinderung. Ich war ihr schon öfter ohne Tic begegnet, aber einmal kam sie mir auf der Straße entgegen, und mein Tourette meldete sich sofort.

»*Was wollen wir ticcen, Olaf? Krüppel? Oder Zombiemädchen? Die sieht doch aus wie die Untoten aus ›The Walking Dead‹!*«

»*Kannst du nicht einmal die Fresse halten?*«

»*Kommt nicht in Frage. Mal sehen. Wenn du nicht entscheidest, dann mache ich das. Zombiefilme guckt sie bestimmt nicht, aber Krüppel, das wird sie definitiv treffen!*«

»KRÜPPEL!«, ticce ich. Laut und deutlich. »KRÜÜUPPEL!«

Sie zuckte zusammen, sah mich für einen Augenblick tieftraurig an, drehte sich dann um und ging in die andere Richtung. Kein Kommentar, kein Mittelfinger, kein Kopfschütteln. Einfach nur ein kurzer, nicht einmal strafender, sondern unendlich trauriger Blick.

Ich nahm die junge Frau in dem Moment zum ersten Mal richtig wahr. Sie war hübsch, schien sich ihrer Gehbehinderung aber sehr bewusst zu sein und darunter zu leiden. Ich fühlte mich plötzlich völlig hilflos. Wieso hatte sie mir nicht wenigstens ein »Du blödes Arschloch!« entgegengeschleudert? Wieso ließ sie mich einfach mit meinem schlechten Gewissen allein?

Ich dachte einen Moment darüber nach, ob ich mich für den Tic entschuldigen sollte, und rannte ihr dann hinterher.

»Ey, sorry«, sagte ich keuchend, »tut mir wirklich leid.«

Sie zog die Augenbrauen hoch und sah mich verwundert an: »Was tut dir leid?«

»Na ...«

»Was?«

Normalerweise fällt es mir ziemlich leicht, auch Fremden von meiner Erkrankung zu erzählen, aber als sie mich so geradeheraus ansah, brachte ich zuerst keinen Ton heraus.

»Also ...«

»Ja?«

»Dass ich eben ›Krüppel‹ zu dir gesagt habe. Ich habe Tourette. Ich meine das nicht böse. Es ist nur meine Krankheit.«

»Kein Problem«, antwortete sie schnell. »Macht nichts.«

Wir wechselten noch ein paar Sätze, aber ich merkte ihr an, dass sie noch immer getroffen war. Ich erfuhr, dass sie Tanja hieß. Ich hatte sie verletzt, und das konnte ich auch durch die Entschuldigung nicht rückgängig machen. Die Beleidigung, einmal ausgesprochen, hatte sich in ihr Bewusstsein eingebrannt.

Nach dem Klinikaufenthalt hatte ich mir zeitweise eine »Fuck-you«-Einstellung zugelegt und mich ganz bewusst nicht für meine Tics entschuldigt. Im Allgemeinen ging das ganz gut. Schwierigkeiten bekam ich meist nur, wenn ich in Gegenwart von kleinen Kindern ticcte und gegenüber den Vätern keinerlei Reue zeigte.

Das Erlebnis mit Tanja hat mir klargemacht: Wenn ich mich entschuldige – für die Verletzung, nicht für die Krankheit selbst –, fühle ich mich hinterher auch nicht unbedingt besser. Und permanent entschuldigen kann ich mich sowieso nicht. Das wäre ja so, als müsste man für einen Niesreiz jedes Mal wortreich um Verzeihung bitten und sich zusätzlich permanent schuldig fühlen. Trotzdem überkommt mich, wenn jemand so stumm verletzt ist wie Tanja, oft der Drang, mich zu entschuldigen und alles richtigzustellen. Alles zurückzunehmen. Auch wenn ich weiß, dass das unmöglich ist.

Nur noch zwei Stationen bis Bad Harzburg. Mich überkommt dieses typische melancholische Heimatgefühl irgendwo zwischen »Schön war die Zeit« und »Gott sei Dank ist das Kapitel abgeschlossen«. Eine bittersüße gedankliche Symphonie, die in meinem Kopf erklingt, während die altbekannte Umgebung an mir vorbeizieht.

Ich steige als Letzter aus, tauche kurz in eine Unterführung ab, nehme mir ein Taxi und fahre zum Haus meiner Tante. Dort wohne ich immer, wenn ich in meinem Heimatort bin – meine Eltern leben beide nicht mehr dort.

Der Wagen nähert sich dem Ziel. Wir fahren am altvertrauten Einkaufszentrum vorbei. Man könnte bei dessen Anblick wahrscheinlich den Wunsch verspüren, diese ganze Tristesse einfach niederzubrennen. So wie es schon einmal passiert ist.

Mir ist es erst später aufgefallen, aber ich war früher vor allem mit Außenseitern befreundet. Zum Beispiel mit Mike. Mike war gut zwei Jahre älter als ich, kam aus schwierigen Familienverhältnissen, prahlte mit ausgedachten Abenteuern herum, war stets zu allem bereit und hatte einen Hang zu antisozialem Verhalten. Einmal holte er seine »Knarre« heraus, eine Soft-Air-Pistole aus Plastik. Er kniff ein Auge zusammen und zielte auf die Glühbirne der nächstgelegenen Straßenlaterne. Paff. Ein kurzes Aufglimmen sich entladender Elektrizität, ein feiner Scherbenregen. Dann Dunkelheit.

Ich war schwer beeindruckt. Damals war es für mich schon ein mittleres Abenteuer, nach acht Uhr abends noch draußen herumzustromern. Mir schossen sofort Bilder von Verhaftung und Verurteilung durch den Kopf. Mike behauptete, er habe mit der Knarre schon mal jemandem das Auge ausgeschossen, und nahm mir das Versprechen ab, ihn nicht zu verpfeifen.

Er hatte eine dilettantisch zusammengezimmerte Holzbude im Wald, wo wir manchmal abhingen und geklaute Schokolade aßen. Wir zockten Super-Nintendo im Einkaufszentrum. Er erzählte von einem Haufen Mädchen, die angeblich was von ihm wollten und die er »der Reihe nach klarmachen« würde. Eines Sonntags stand Mike an unserem Zaun. Ich war im Garten und mähte den Rasen. Über den Zaun fragte er, ob ich rauskäme. Zum Spielen. Ich wäre gern mitgekommen, musste aber erst den Rasen zu Ende mähen.

»Dann eben nicht, Olaf«, rief er mir zu und rannte los.

Grummelnd warf ich den Rasenmäher wieder an. Als ich schließlich fertig war und den Auffangkorb über dem Kompost entleerte, merkte ich, dass etwas nicht stimmte. Ein paar mehr Passanten als sonst liefen in Richtung Einkaufszentrum. Einige standen vor unserem Zaun und blickten alle in dieselbe Richtung.

»Olaf«, rief eine Nachbarstochter plötzlich und winkte mir zu. »Du verpasst ja das Beste!«

»Was denn?«

»Na, guck doch!«

Und da sah ich es: Das Einkaufszentrum stand in Flammen. Es war ein einziges Inferno.

Die Feuerwehr war bereits vor Ort, konnte aber nicht mehr verhindern, dass das Gebäude bis auf die Grundmauern niederbrannte. Zum Glück befand sich niemand in den Geschäften, weil Sonntag war. Und zum Glück griffen die Flammen nicht auch noch auf die nahe gelegene Tankstelle über.

Als ich am Zaun stand und den Großbrand beobachtete, war meine Verbitterung darüber, dass ich nicht mit Mike umherstromern durfte, jedenfalls schlagartig vergessen. Ich dachte erst wieder an ihn, als er am nächsten Tag nicht in der Schule auftauchte. Zwei Tage später ging auf dem Schulhof das Gerücht um, eine polizeiliche Ermittlung habe ergeben, dass Mike eine Mülltonne hinter einem Supermarkt mit brennenden Papierstreifen gefüllt habe und dann weggelaufen sei. Mehrere Leute hatten ihn angeblich beim Zündeln beobachtet. Die Flammen seien von der Mülltonne auf das Gebäude übergesprungen.

Kurz danach zog Mike mit seiner Mutter weg. Niemand wusste, wohin. Ich sah ihn nie wieder und weiß bis heute nicht, was aus ihm geworden ist. Mir ist auch erst sehr viel später aufgefallen, warum ich so gerne mit ihm zusammen war: weil ihn meine Tics überhaupt nicht störten. Auch ihm müssen sie aufgefallen sein, aber er machte nie eine Bemerkung dazu. Anscheinend waren sie ihm egal.

Wir erreichen das Haus meiner Tante. Ein kleines Reihenhaus lacht mir entgegen. Meine Tante steht vor der Garageneinfahrt; sie ist im Gespräch mit einem älteren Herrn.

»Olaf, na, pünktlich warst du noch nie!«, begrüßt sie mich etwas unwirsch, und der Herr neben ihr lacht trocken auf.

Die Lache kenn ich irgendwoher, denke ich. Das ist doch Herr Dr. Reimann, mein alter Mathelehrer. Verdammt, ich kann mich noch genau an ihn erinnern – streng, aber ungerecht, das war sein Motto. Stimmt, der wohnt ja um die Ecke.

»Na, Olaf, mal wieder zu Besuch in der Heimat?«

»Ja, immer wieder mal …«

»Deine Tante hat erzählt, du studierst Soziale Arbeit?«

»Ja …«

»Wie weit bist du, und wann wirst du fertig?«

»Na, das ist ja mal ein origineller Einstieg, was?«

»Lass das!«

»Ich mein, wenn du nicht bald mal fertig bist, dann musst du ja ganz schön dumm sein! Oder was?«

Ich nicke mehrmals. »Ich werd bestimmt bald fertig. Wann genau, das kann ich jetzt noch nicht definitiv sagen.« Wieder nicke ich. »Aber ziemlich bald.«

Wie gerne würde ich über etwas anderes sprechen. Doch meine Gedanken folgen zwanghaft der Richtung, in die Herr Dr. Reimann das Gespräch lenkt.

Verglichen mit Bochum ist die Katholische Hochschule in Paderborn vor allem eins: grün. Parks statt Beton. Auf dem Lehrplan stehen soziale Themen in allen Variationen. Sozialrecht, Sozialmedizin, Ethik, Philosophie und so weiter. Bereits auf der Kennenlernfahrt für Erstsemester hat sich meine Erkrankung unter den Studenten herumgesprochen. Unter den Professoren zwar noch nicht, aber nachdem ich der Unileitung eine entsprechende E-Mail geschickt hatte, wussten auch die Dozenten rasch Bescheid.

Die meisten ignorieren meine Tics und kommentieren sie auch nicht. Übrigens immer eine gute Taktik, sich meine Tics vom Leib zu halten: geflissentliche Nichtbeachtung. Nur wenn mich der Stoff besonders langweilt, passiert es, dass ich in einer Vorlesung ticce. Wenn es nicht besser wird, stehe ich auf und gehe. Den Dozenten ist das recht, die meisten stellen es mir sogar frei, bei ihren Veranstaltungen anwesend zu sein. Den Stoff muss ich dann zu Hause nacharbeiten. Manchmal nutze ich diesen Sonderstatus aus und sitze in der Cafeteria herum, denn ich brauche solche Auszeiten dringend.

Vier Stunden Vorlesung am Tag kann ich noch ganz gut aushalten. Alles, was darüber hinausgeht, ist ein Problem, Blockseminare zum Beispiel. Doch die Hochschule meint es zum Glück ernst mit der in vielen Seminaren gepredigten Toleranz und versucht, mich zu unterstützen. Wenn ich schriftliche Prüfungen zu absolvieren habe, lässt man mich in einem separaten Raum schreiben. Mit lauter anderen Menschen ruhig vor einem Blatt Papier sitzen, das könnte ich nicht.

Von Beginn an mit diesen Sonderregelungen ausgestattet, fuchse ich mich ganz gut durch, ich brauche eben einfach etwas länger, bis ich alle Scheine und Prüfungen beisammenhabe.

Schwierig wurde es erstmals, als ich vor zwei Monaten ein vom Lehrplan vorgeschriebenes Praktikum absolvieren musste und gleichzeitig einen autoaggressiven Tic entwickelte, der mich zwang, mir mit den Fingern in die Augen zu stechen. Schmerzhaft, beängstigend und aus heiterem Himmel. Ich musste das Praktikum abbrechen und kurzzeitig wieder in eine Klinik gehen.

Es war ein Praktikum bei einer Einrichtung zur Reintegration von Langzeitarbeitslosen, und ich hatte mir vorgenommen, trotz Tourette der Superpraktikant zu sein und nur ja keinen Fehler zu machen. Ich wollte so fehlerlos sein, dass ich mich nicht einmal traute, die Einrichtung von meinem Klinikaufenthalt in Kenntnis zu setzen und mich abzumelden.

Aus diesem Grund bat mich ein Prof vor zwei Wochen zu sich zum Gespräch und kam auch gleich zur Sache. Ob die soziale Arbeit vielleicht doch nicht das Richtige für mich sei. Ob ich mir das auch alles gut überlegt hätte. Mit ein paar Sätzen stellte er mein ganzes Studium in Frage, machte mir dann aber auch ein Kompliment. Ich sei belastbar und besäße ein gutes Gespür für die Stimmungen und Regungen anderer Menschen. Eben das ist einer der Nebeneffekte von Tourette, dachte ich sarkastisch, schwieg aber. Der Prof fragte mich schließlich, ob ich mich für den Arbeitsmarkt gewappnet fühlte. Ich antwortete ihm, dass ich das nicht wisse, mein Studium aber trotzdem unbedingt abschließen wolle. Und das entspricht der Wahrheit. Inzwischen habe ich zu viel durchgemacht, um mich von irgendjemandem davon abbringen zu lassen, meinen Weg zu gehen – ganz gleich, wohin er mich führt.

Herr Dr. Reimann lächelt selbstgefällig.

»Na, Soziale Arbeit ist ja auch nicht gerade eine exakte Wissenschaft.«

»FOTZE!«, ticce ich aus dem Nichts.

Er zuckt heftig zusammen. »Himmel!«, keucht er und fasst sich an die Brust. »Willst du mich umbringen?«

»Tut mir leid«, murmele ich, ohne ihn anzusehen.

»Olaf, kannst du so was nicht EINFACH MAL LASSEN? Das war früher schon unerträglich. Immer hast du den Unterricht mit deinen Kaspereien gesprengt!«

»Nein«, sage ich vorsichtig, »das kann ich nicht. Das ist, als würden Sie jemanden mit gebrochenem Bein auffordern, schneller zu laufen. Er kann das vielleicht sogar. Aber dadurch wird es nur noch schlimmer.«

»Ich seh nicht, was an deinem Bein gebrochen sein sollte.« Er sieht mich verärgert an.

»Ich habe Tourette.«

»Du? Tourette?«

Er lacht abfällig und schüttelt den Kopf. »Nein, nein. Du hast kein Tourette. Du kannst dich einfach nicht benehmen.«

Jetzt werde auch ich zornig. »Das wissen Sie doch gar nicht! Wie können Sie so etwas sagen?«

»Olaf. Ich kenne mich da aus. Darüber habe ich schon einige Artikel gelesen. Und die sind von echten Koryphäen geschrieben! Du musst nur lernen, dich zusammenzureißen.«

Der Fotze-Tic ist plötzlich weg. Dafür spüre ich einen anderen Drang: Ich will mir mit dem Finger ins Auge stechen.

»Diese angeblichen Koryphäen haben mich nie gesehen«, entgegne ich, »und auch nicht mit mir gesprochen.« Wütend zerre ich einen Zettel aus meiner Brieftasche und halte ihn vor Dr. Reimanns Nase. »Da, das ist ein Attest, und auf dem steht, dass ich Tourette habe!«

»Ach, ein Attest! Das bekommt man ja heute für jeden Blödsinn. Hast du vielleicht noch einen Burn-out, oder wie diese andere eingebildete Krankheit heißt?«

»Nein, verdammt, ich habe Tourette!« Mein Finger zuckt gefährlich nahe an mein Gesicht.

»Unsinn! Du kannst dich einfach nicht benehmen. Das ist doch kein Tourette!.«

Darauf habe ich nur gewartet. Wie oft habe ich das schon

gehört und einfach nur den Mund gehalten, statt meine Meinung zu sagen? Es war, als müsste ich dazu zuerst eine Mauer erklimmen, die so hoch und glatt ist, dass sogar Spider-Man sich an ihr die Zähne ausbeißen würde.

Ich weiß nicht, was heute anders ist, doch plötzlich stehe ich oben auf der Mauer: »Setzen Sie sich doch einfach mal mit Frauenklamotten in ein Café. Nur eine halbe Stunde lang. Aber sagen Sie dabei nicht, Sie hätten nur eine Wette verloren. Tun Sie einfach so, als wäre alles normal. Und versuchen Sie dann mal, die Blicke zu ignorieren, versuchen Sie, die Angst niederzukämpfen, dass jemand, der was gegen Transen hat, dir eine reinhaut. Oder umgekehrt, dich dreckig anmacht. Dann haben Sie eine grobe Vorstellung davon, wie es mir geht.«

Herr Dr. Reimann sieht mich entgeistert an. Dann schüttelt er den Kopf, dreht sich um und geht.

»Herr Dr. Reimann ...«, versucht es meine Tante noch, peinlich berührt. Aber er geht.

»Vierundzwanzig Stunden am Tag geht mir das so!«, rufe ich ihm nach. »Sieben Tage die Woche! Können Sie sich vorstellen, wie das ist?«

»Ach, Olaf, nun lass es doch gut sein.« Meine Tante will mich beschwichtigend am Arm nehmen.

Aber ich will mich nicht beruhigen. Wie ein bockiges Kind stecke ich die Hände in die Hosentaschen. Es ist dieselbe verrauchte, verschwitzte Jeans, die ich auch gestern Nacht bei der Arbeit anhatte. In der linken Gesäßtasche steckt ein zusammengefalteter Zettel. Ich ziehe ihn heraus. Darauf steht in krakeliger Schrift: »Susanna«. Und eine Handynummer.

KAPITEL 10

Alles auf Anfang

Die Sonne scheint, der Himmel ist blau, und es riecht nach frisch gemähtem Gras. Die Wolken sehen zerfasert aus, wie eine flauschige Schafherde, die Bekanntschaft mit einem Minenfeld gemacht hat. Die Luft ist warm und für den untersetzten Mann, der gerade seinen Garten betritt, definitiv ein Grund zum Schwitzen.

Er wird von einer zierlichen, fröhlich wirkenden Frau begleitet, die eine Tischdecke auf dem Gartentisch ausbreitet, während der Mann einen gestreiften Sonnenschirm aufspannt. Er trägt ein blau-weiß kariertes Hemd und eine Anzughose. Die Tätigkeit strengt ihn in der Hitze sichtlich an. Er lässt sich schließlich am Tisch nieder und tupft sich die Stirn mit einem Taschentuch ab. Die fröhliche Frau kommt mit Tellern und Besteck aus der Küche.

Der Mann mit Hund und Anzughose wird mich heute taufen. Es ist Ludwig. Die zierliche Frau ist meine Mutter. Sie ist extra aus dem Harz hierhergekommen, um mich beim symbolischen Neubeginn meines Lebens zu begleiten.

Meine Bibelkenntnisse sind zwar noch immer bescheiden, und etwas Taufunterricht hätte vielleicht auch nicht geschadet, aber das hat Ludwig mir am Ende durchgehen lassen. Ich würde mich ohnehin von niemand anderem taufen lassen als von ihm.

Angefangen hatte es mit einer Gedankenspielerei nach dem Motto »Schaden kann's ja nicht«. Aber dann wurde das mit der Taufe immer konkreter. In letzter Zeit hatte sich so viel verändert. Ich war kein Aussätziger mehr, kein Flüchtender, der sich in seinem Zimmer verkroch und South-Park-Folgen in sich hineinfraß, der sich durch die Dunkelheit stahl, um auf dem Weg zur Kaufhalle nicht aufzufallen.

Vielleicht wollte ich mich einfach beim großen Chef dafür bedanken, dass mir die Selbstgespräche mit ihm geholfen hatten. Dabei pflegte ich immer noch einen eher lockeren Umgang mit ihm. Wenn ich mal betete, dann so, als würde ich mit einem guten Freund und nicht mit dem DJ des Universums reden.

Es war vor einem knappen halben Jahr, als ich Ludwig besuchte und ihn zum ersten Mal mit dem Gedanken konfrontierte. Ich rührte gerade in einer Pfanne mit Bratkartoffeln, als er in die Küche kam.

»Würdest du mich eigentlich taufen?«

»Klar«, kam es zurück. Als hätte er auf die Frage nur gewartet.

»Einfach so?«

»Klar, einfach so.« Ich legte den Bratheber neben die Pfanne und schaute ihn entgeistert an. »Ich taufe jede Woche mehrere Menschen. Ist doch nichts dabei.«

»Schon. Aber ich war bisher ja nicht gerade der Frommste im Glauben.«

Ludwig lachte. »Weil du mal ein paar Witze über die Kirche gemacht hast?«, gab er zurück. »Ist es dir ernst mit der Taufe, oder fragst du das nur aus einer Laune heraus?«

»Ich will einfach mit den schlechten Erfahrungen abschließen. Ich will neu anfangen. Mit einem Leben, das *mir* gehört.«

Ludwig sah mich prüfend an und nickte feierlich. Dann aßen wir gemeinsam Bratkartoffeln.

Nun sitzen wir im Garten seines Pfarrhauses. Gekommen sind außer meiner Mutter und meinem Bruder eine ganze Reihe alter Freunde. Markus, mit dem ich damals vor der Teufelsaustreibung gepichelt hatte, Max aus Bochum, Lars, den ich noch aus der Grundschule kenne, und noch einige andere. Max und Markus habe ich mir als Taufpaten ausgesucht. Eigentlich fehlen nur noch Dr. Berg und Georg. Aber das hier sind die Menschen, die mir wichtig sind und die ich unbedingt bei meinem Neuanfang dabeihaben will. Sie sollen bezeugen, wie ich Tourette annehme als einen Teil von mir.

»Sag mal, Olaf, wie meinst du das eigentlich? Teil von dir? Das klingt irgendwie nach Kannibalismus.«

»Quatsch. Ich mein doch nur, dass du mich nicht mehr beherrschst. Du bist da, aber eben als Teil von mir.«

»Aber ich will kein Teil von dir werden! Ich hab meinen eigenen Kopf!«

»Das entscheide ich und nicht du. Ich kann nichts daran ändern, dass es dich gibt. Daran, ob du mir peinlich bist, aber schon.«

»Wenn du dir das mal nicht zu leicht vorstellst.«

»Weißt du was, du bist ein bisschen wie GZSZ: Du hörst nie auf, und man muss stark sein mit dir. Aber manchmal bist du auch ziemlich langweilig.«

Wir sitzen bei Kaffee und Schwarzwälder Kirschtorte in der Sonne. »Oh Mann, Olaf«, witzelt Max, »bei all den Sünden, die du auf dem Kerbholz hast, kann eine Taufe da wirklich alles reinwaschen?« Markus lacht. Meine Mutter verdreht die Augen.

Sie hat mit der Zeit einen Weg gefunden, mit meinem Tourette klarzukommen. Wenn ich sie besuche, ignoriert sie meine Tics, so gut es geht. Und vor allem: Sie fängt nicht sofort an, mich zu belehren. Dass sie sich andauernd Sorgen macht, daran werde ich wohl nie was ändern können.

Früher gab es für mich die Kirche, wie es die Masern gab, aber sie war mir egal, solange sie mich nicht behelligte. Erst durch Ludwig habe ich verstanden, dass der Glaube einem trotz allem Halt geben kann. Eine Stütze sein, eine Richtung weisen.

»Wie sieht's eigentlich in Bochum an der Uni aus, seit ich weg bin?«, frage ich Markus. »Steht alles noch? Oder ist der Betonklotz inzwischen zusammengebrochen?«

»Ach«, entgegnet er, »die meisten sind schon fertig. Ich sitze auch gerade an meiner Abschlussarbeit.«

Das versetzt mir einen Stich. Der Abschluss meines Studiums in Paderborn liegt leider noch in einiger Entfernung. Machbar, aber eben noch weit weg. Und der Gedanke an das abgebrochene Studium in Bochum ist mir manchmal immer noch unangenehm.

»Loooser!«

»Halt die Klappe!«

»Die sind alle schon fertig, nur du hast es nicht geschafft. Loooser!«

»Sei still!«

»Du willst mich annehmen und kannst noch nicht mal aushalten, was ich zu sagen habe?«

»Doch. Ist ja gut. Ich weiß ja, dass ich mein Studium abgebrochen habe. Damit kannst du mir nicht mehr weh tun.«

»Das denkst auch nur du!«

»Und wenn ich den Abschluss hab«, fährt Markus fort, »dann gehe ich erst mal ordentlich feiern und lösche die Festplatte wieder!« Er deutet sich mit einer Hand an den Kopf, wo er das ganze Wissen gespeichert hat.

Ich setze ein gezwungenes Lächeln auf und sehe Markus anerkennend an. »Wow, ist ja echt geil, dass es bei euch allen geklappt hat. Freut mich! Ernsthaft!«

»Und das soll ich dir glauben, dass du dich freust?«

»Das ist deine Sache. Mach, was du willst.«

»Es gibt hier ja überhaupt keine Parkplätze mehr«, höre ich plötzlich eine weibliche Stimme vom Gartentor. Es ist Susanna. Sie trägt wieder das kleine Schwarze, das sie auch schon bei unserer ersten Begegnung in der Kneipe anhatte. Für die Taufe ist das Kleid fast schon ein bisschen zu frivol, aber ich kenne Susanna inzwischen gut genug, um zu wissen, dass sie sich niemals von irgendjemandem etwas vorschreiben lassen würde.

Ich habe sie wirklich ziemlich bald nach dem Zettelfund angerufen. Anfangs lief alles auf einen One-night-stand hinaus, aber inzwischen ist sie für mich einer der wichtigsten Menschen in Paderborn. Ich könnte mit ihr bestimmt Jahre verbringen, ohne dass es mir langweilig würde. Susanna ist ein sehr offener Mensch, sie lacht viel und hat einen genauso derben Humor wie ich. Gerade weil wir keine feste Beziehung haben, können wir frei miteinander sein. Als ich sie sehe, überkommt mich mal wieder ein Schwall von Dankbarkeit, dass sie da ist und so locker mit allem umgeht.

Vor einer Woche waren wir gemeinsam in ihrem Heimatdorf in der Nähe von Paderborn. Wir wollten in einer Dorfdisko abfeiern, vorher machten wir aber noch einen Abstecher auf den Friedhof. Susanna ist Vollwaise. Ihre Eltern sind beide an Krebs gestorben. Jeden Samstag geht sie auf den Friedhof, um nach dem Grab zu sehen und es in Ordnung zu halten. Und dort kam es zu einem meiner schrecklichsten Erlebnisse mit Tourette.

»*Uahahaha!*«

Zugleich war es aber auch eins der schönsten Erlebnisse.

»*Was?*«

Ich stand neben ihr am Grab ihrer Eltern. Susanna bückte sich, goss mit einer grünen Gießkanne die Blumen und zupfte an einigen trockenen Blättern herum.

»*Sag es, Olaf!*«

»Was?«

»Sag es! Du weißt schon!«

»Was denn?«

»Na los! Ticce über den Tod ihrer Eltern! Sofort!«

»Oh Gott! Bitte nicht! Bitte nicht so was!«

»Doch! Jaa! Das ist toll. Und ihre Reaktion wird umso toller sein! Jaa!«

Ich wehrte mich mit aller Kraft, aber der Satz war schon in meinem Kopf: »Deine Eltern sind tot, weil du scheiße warst!« Hatte ich das gerade wirklich gesagt?

Susanna sah etwas verwirrt zu mir hoch und musterte mich aufmerksam. »Was ist los, Olaf?«, sagte sie. »Geht's dir nicht gut?«

Gott sei Dank! Ich hatte es nur gedacht. Doch der Drang war stark, und lange konnte es nicht mehr dauern. »Mir geht's gut«, antwortete ich schnell, »wieso?«

»Du schaust so angestrengt in der Gegend herum.«

»Ach so ... Ist aber eigentlich alles gut.«

»Und uneigentlich?« Sie kam hoch und legte mir eine Hand auf die Schulter.

Was sollte ich mit diesem Tic tun, der so unbarmherzig und kalt in mir war wie ein Henker? Wie sollte ich diesen Henkertic wieder loswerden? Wenn ich ihn nicht verhindern konnte, dann musste ich sie wenigstens darauf vorbereiten.

»Susanna«, begann ich, »ich muss dir was sagen.«

»Du hast mich betrogen?« Sie lachte laut auf.

»Hä?«

»War nur Spaß. Wir sind doch gar nicht zusammen.«

»Susanna. Das ist mir jetzt ernst. Du weißt ja, dass Tourette immer viel Aufmerksamkeit braucht und alle verletzen will.«

»Ja, und?«

»Und weil du so gut damit klarkommst, vermute ich mal, sind die Tics bei dir noch eine Spur fieser.«

210

»Okaaay. Aber was willst du mir jetzt damit sagen?«

»Es kann sein, dass ich gleich in Bezug auf deine Eltern ticce. Warum sie gestorben sind.«

Susanna zuckte mit den Schultern. »Dann mach doch.«

»Deine Eltern sind gestorben, weil du scheiße warst«, stoße ich mit hoher, gepresster Stimme hervor, wobei sich mein Gesicht zweimal kurz krampfhaft verzieht.

»Und?«

»Na, das ist doch total schrecklich. Das ist doch total gemein.«

»Geht so. Vor allem ist es Schwachsinn. Aber ich weiß doch, dass du das nicht extra machst. Ist alles gut, Olaf. Wirklich. Mach dir deswegen bloß keinen Stress.«

Mir blieb die Spucke weg. Ich hatte damit gerechnet, dass sie losheulen oder weglaufen würde, aber mit so einer Reaktion hatte ich definitiv nicht gerechnet.

Susanna lächelte mich an und tat, als wäre nichts gewesen. Dabei musste sie sich noch nicht einmal verstellen. Sie meinte es wirklich.

»*Das hättest du nicht gedacht, oder, Scheißkerl? Da gibst du dir solche Mühe, und dann wird deine Gemeinheit einfach ignoriert?*«

»*Das liegt nur daran, dass die Alte eine gefühllose Tante ist.*«

»*Ach, komm. Mach dich nicht lächerlich.*«

Plötzlich durchströmte mich ein Gefühl tiefer Zufriedenheit. Es gab Menschen, denen meine Krankheit wirklich völlig egal war. Ganz gleich, wie durchgeknallt die Nacht in der Dorfkneipe noch werden würde, diesen Moment würde sie nicht toppen können.

»Danke, Susanna!«, rief ich pathetisch, als hätte sie mir dort auf dem Friedhof ein neues Leben geschenkt.

»Kein Ding«, war ihre Antwort.

Susanna kommt kopfschüttelnd auf mich zu. »Hey, Olaf! Das sieht ja festlich aus hier! Aber da vorn ist alles zugeparkt. Kannst du mir vielleicht deinen Ausweis leihen?«

»Sorry, der wird dir nichts bringen. Behindert ja, aber nicht gehbehindert«, sage ich und grinse sie an.

Tatsächlich habe ich jetzt offiziell einen Behindertenausweis. Aber das ist keine große Sache. Ich habe ihn, wie man halt einen Ausweis hat. Er macht mich weder dümmer noch schlauer, als ich bin. Und ich muss trotzdem manchmal stundenlang nach einem Parkplatz suchen.

Susanna läuft noch mal kurz aus dem Garten, um ihr Auto etwas weiter weg abzustellen, kommt aber bald wieder zurück und setzt sich zu uns an den Tisch. Jetzt kann die Feier beginnen.

Wir trinken gemütlich Kaffee, in ihrer Eigenschaft als Hebamme gibt meine Mutter die neuesten Namensfavoriten wie *Gordon-Schärremie-Jean-Clohd Schmidtz* oder *Brigitte-Cindy-Marie-Sabeth Klops* zum Besten, und ich mache einen Scherz über Ludwigs Predigten, die manchmal doch etwas lang sein können. Ich bin ganz entspannt. So gemütlich im kleinen Kreis stelle ich mir auch die Taufzeremonie in der Kirche vor.

Zu meinem Entsetzen ist die Kirche eine Stunde später aber brechend voll. Es gibt kaum noch einen freien Platz. Ich bin nämlich nicht der einzige Täufling. Vor mir kommt noch die kleine Leonie dran, ein sechs Monate altes Mädchen, und sie wird von gefühlt über hundert Verwandten begleitet. Damit habe ich nicht gerechnet.

Vorsichtig sehe ich mich um, rutsche auf der Holzbank hin und her und kann kaum ein vereinzeltes »Hu!« unterdrücken. Viele der Anwesenden haben eine Kamera dabei und halten sie hoch. Mein Gott, denke ich, wenn die mich auch noch filmen, dann wird aus dem theologischen Rührstück gleich eine Slapstick-Komödie, die sie mit Piepsern zensieren müssen. Mir zittern die Knie.

»*Olaf, du geile Sau! Yeah, yeah, yeah. Gleich wird gerockt. Ab geht's auf den Highway to Hell!*«

»*Krieg dich wieder ein.*«

»*Auf keinen Fall! Was meinst du, wie die uns gleich alle anstarren! Das wird ein Riesenfest!*«

Trotz der Hitze draußen ist es in der Kirche angenehm kühl. Unsere Bank ist ziemlich in der Mitte. Ich sitze direkt am Gang, um im Notfall schnell rausrennen zu können. Irgendwo quengelt ein Kind. Mein Bruder und meine Mutter schauen unergründlich in Richtung Altar. Ihnen scheint das alles nichts auszumachen.

Leonies Mutter hält die Kleine mit dem Köpfchen über das Taufbecken. Leonie trägt ein weißes Spitzenkleidchen. Da kann ich nicht mithalten, obwohl ich mein weißes Hemd gebügelt und mir extra viel Gel in die Haare geschmiert habe. Ich spüre den Drang, mir mit beiden Händen durch die Haare zu raufen. Immerhin ein harmloser Tic. Ich beuge den Kopf ein wenig nach unten und rubble mir die Frisur kaputt. Hat sowieso eher schleimig ausgesehen. Mit zerwühlten Haaren beobachte ich, wie Ludwig auf Leonie einredet. Das kleine Mädchen sieht ihn skeptisch an. Ludwig segnet das Weihwasser, und ich will brüllen wie ein Werwolf bei Vollmond. Die ganze innere Anspannung nach draußen posaunen.

»*Willkommen bei den Christen, lieber Olaf. Mal gucken, wenn ich mir Mühe gebe, wollen die bestimmt noch ein Grillfest mit dir veranstalten, was? Mit uns auf dem Scheiterhaufen!*«

»*Du warst auch schon mal origineller. Ist mir doch völlig egal, wo wir sind. Du wirst eh immer mit dabei sein. Du bist schließlich ich. Und wenn es schiefgeht, dann geht's eben schief.*«

Während Ludwig den Segen für Leonie spricht und ihre Mutter glücklich in die Runde schaut, wird mir schlagartig klar: Hundertprozentig habe ich meine Krankheit in Wirklichkeit noch immer nicht angenommen. Ein kleiner Teil von mir will sie noch immer weghaben, will den Dämon einfach zum Verschwinden bringen.

Doch diesmal lasse ich es endlich geschehen. Diesmal, sage ich mir, begebe ich mich in Gottes Hände. Mein Ticdrang lässt langsam nach. Nicht ich fange an zu brüllen, sondern das kleine Bündel da vorne in weißer Spitze. Es wird mit Wasser aus einer Taufkanne übergossen.

Ludwigs Stimme hallt durch das Kirchenschiff. Die Eltern und ihre Taufpaten halten noch einen Augenblick inne und gehen dann zurück auf ihre Plätze.

Nun bin ich an der Reihe.

Ludwig sieht freundlich in meine Richtung und winkt mich zu sich an den Altar. Ich stehe auf und merke sofort, wie sich die Aufmerksamkeit der Gemeinde auf mich richtet. Ich meine ein leises, überraschtes Raunen wegen meines Alters zu hören. Offenbar haben alle mit einem weiteren Säugling gerechnet. Doch hier stehe ich, Mitte zwanzig, zerwirbeltes Haar und ein leichtes Blinzeln in den Augen, wie ein Riesenbaby. Aber ich ticce nicht.

»Arschloch! Oder Fotze! Oder Heil Satan! Dafür wäre doch jetzt der passende Moment! Bei so einer Akustik und so vielen Leuten! Komm, Olaf!«

»Ja, okay, von mir aus!«

»Wie bitte? Was? Nein! Nicht einfach so! Ich will, dass du dich ärgerst! Ich will, dass es dir peinlich ist!«

»Ist es aber nicht. Also, wirst du jetzt mal ein bisschen lockerer?«

Als ich das letzte Mal von einem Pastor zum Altar gerufen wurde, sollte mir der Teufel aus dem Leib getrieben werden. Aber jetzt merke ich: Der Teufel lässt sich am besten dadurch vertreiben, dass man ihn umarmt. Wenn man in ihm gar keinen Teufel mehr sieht. Dann nimmt das Böse seine Maske ab, lächelt verlegen und setzt sich mit an den Tisch.

»*Und wenn ich jetzt Fotze rufe? Mitten in der Kirche? Stört dich das gar nicht?*«

»*Nö. Ich glaub nicht. Du gehörst schließlich zu mir. Ist doch nichts dabei.*«

Ich gehe zwischen den Sitzreihen nach vorn. Hinter mir folgen Max und Markus, meine Taufpaten. Die Leute sehen mich an, aber es ist kein fassungsloses Glotzen, kein aggressives Starren und auch kein amüsiertes Gaffen. Es geht nur um mich selbst und um meine Entscheidung. Hier kommt jemand, der getauft werden will. Hier bin ich, Olaf, der Student, Kampfsportler, Sohn, Sprücheklopfer, Studienabbrecher, der schlechte Koch, Schürzenjäger und Tourette-Patient. Alles in einer Person.

Ich schreite auf das Taufbecken zu und weiß in diesem Moment genau: Ich werde mein Tourette nicht ändern können, aber von jetzt an will ich mich nie wieder dafür schämen.

Ich stelle mich links neben das Becken und höre Ludwigs Stimme. »Niemand wird dir Widerstand leisten können, solange du lebst«, zitiert er. »Wie ich mit Mose war, will ich auch mit dir sein. Ich lasse dich nicht fallen und verlasse dich nicht.«

Leider kann mich niemand unter die Taufkanne halten, so wie eben die kleine Leonie. Ich lasse meinen Blick über die Bankreihen schweifen und will den Anwesenden am liebsten zurufen: »SEHT HER! HIER BIN ICH! ICH HABE TOURETTE! NA UND?«

Ludwig verstummt, und ich knie mich vor das Taufbecken. Ich spüre, wie Max und Markus mir je eine Hand auf die linke und rechte Schulter legen. Ludwig sieht mir in die Augen, schöpft von dem heiligen Wasser und erhebt seine

Stimme: »Im Namen des Vaters, des Sohnes und des Heiligen Geistes taufe ich dich auf den Namen ...«

»... *Arschloch!*«

»*Quatsch.*«

»... Olaf.« Wasser läuft über mein Gesicht. Es ist überraschend kühl und fühlt sich erfrischend an. Ich schließe die Augen. Heiliges Wasser tropft von meinen Haaren, wahrscheinlich vermischt mit Gel.

Ich spüre die Blicke meiner Familie und Freunde und weiß, sie sind stolz auf mich. Aber noch schöner ist: Ich bin selbst endlich stolz. Ich werde nicht mehr aufgeben. Nie mehr.

»*FICKEN!*«

»*Was? Hat da eben jemand ficken gesagt?*«

»*Keine Ahnung.*«

»*Da hat doch jemand ficken gesagt!*«

»*Echt?*«

»*Warst du das?*«

»*Also, ich hab nichts gehört.*«

»*Ha!*«

»*Hu!*«

»*Dann muss das wohl ich gewesen sein.*«

»*Klar, wer denn sonst?*«

»*Na, du!*«

»*Aber du bist doch ich! Hier gibt's doch nur einen.*«

»*Tja.*«

»*Dann war ich das wohl!*«

»*Außerdem: Ficken sag ich selten.*«

»*Ach komm!*«

»*Ehrlich.*«

»*Hast du das jetzt echt gesagt?*«

»*Kann sein. Ist mir aber ziemlich egal.*«

»*Mir auch.*«

»*Na dann. Tschüs, du Arschloch!*«

»*War was?*«

»*Nö.*«

Sebastian Schlösser

LIEBER MATZ, DEIN PAPA HAT 'NE MEISE

Ein Vater schreibt Briefe über seine Zeit in der Psychiatrie

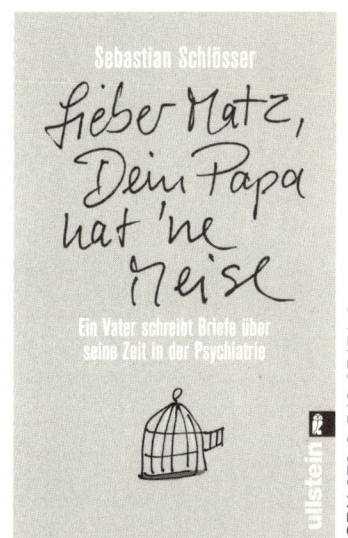

»Schonungslos

und ehrlich.«

Hörzu

ISBN 978-3-548-37471-0

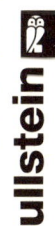

Er gilt als Shootingstar, wird mit 27 Jahren Regisseur am Hamburger Schauspielhaus. Doch der Höhenflug endet abrupt: Sebastian Schlösser leidet an einer bipolaren Störung. In den manischen Phasen ist er größenwahnsinnig, in den depressiven Phasen denkt er an Selbstmord. Schließlich bricht er zusammen. Was mit einem passiert, der in die »Irrenanstalt« eingeliefert wird; was es bedeutet, psychisch krank zu sein; und wie schwierig es ist, seine »Meise« zu bezwingen – das alles beschreibt Schlösser auf wunderbare Weise seinem kleinen Sohn.

Auch
als ebook
erhältlich
e-book

www.ullstein-buchverlage.de

US409

Claudia Brockmann

Warum Menschen töten

Eine Polizeipsychologin
ermittelt

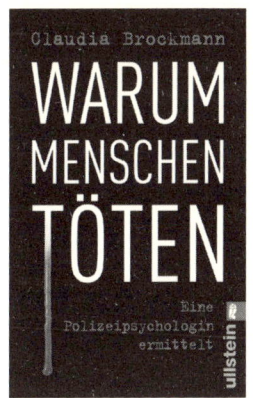

Taschenbuch.
Auch als E-Book erhältlich.
www.ullstein-buchverlage.de

»Die Spezialistin für kriminelle Hirne« Der Spiegel

Warum tötet ein Teenager ein kleines Mädchen? Kann
man Serientäter aufhalten? Was macht Menschen zu
Mördern? Claudia Brockmann liest in der Seele der
Verbrecher. Seit 25 Jahren unterstützt sie Kriminal-
kommissare bei der Suche nach der Wahrheit. In ihrem
Buch erzählt sie vom Fall »Dagobert« und anderen
spektakulären Fällen ihrer Karriere. Ein beklemmender
Blick in die Abgründe der menschlichen Psyche.

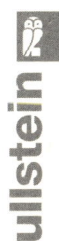

ullstein

Peter Teuschel

Der Mann, der sich in die Zebrafrau verliebte

Geschichten über Menschen
zwischen Wahn und
Wirklichkeit

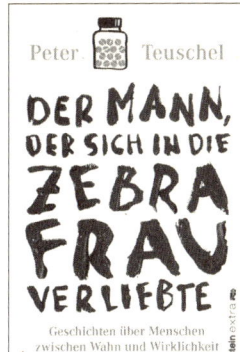

256 Seiten. Klappenbroschur.
Auch als E-Book erhältlich.
www.ullstein-extra.de

*Berührende Einblicke in die menschliche Seele:
Ferdinand von Schirach bei Oliver Sacks auf der
Couch*

Eine lebenslustige Nonne, die von ihrem Orden für verrückt erklärt wird. Ein Spieler, der sich nur innerhalb
seiner vertrauten Spielwelt therapieren lässt. Eine Frau,
die vergisst, dass sie verheiratet ist – und ihren Ehemann für einen Serienkiller hält.

Der Psychiater Peter Teuschel erzählt einfühlsam und
mit überraschenden Wendungen von den Untiefen der
menschlichen Psyche.

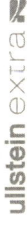

ullstein extra